本书受国家自然科学基金资助项目"地震对灾民创伤后应激障碍的长期影响研究"（项目批准号 31500912) 资助，受华中科技大学社会学系文库的出版资助。

华中科技大学社会学文库

青年学者系列

汶川地震灾民
创伤后应激障碍、抑郁
及躯体健康研究

POST-TRAUMATIC STRESS DISORDER,
DEPRESSION AND PHYSICAL HEALTH AMONG
ADULT SURVIVORS OF
THE WENCHUAN EARTHQUAKE IN CHINA

郭 静 著

社会科学文献出版社
SOCIAL SCIENCES ACADEMIC PRESS (CHINA)

华中科技大学社会学文库总序

在中国恢复、重建社会学学科的历程中，华中科技大学是最早参与的高校之一，也是当年的理工科高校中唯一参与恢复、重建社会学的高校。如今，华中科技大学（原为华中工学院，曾更名为华中理工大学，现为华中科技大学）社会学学科已逐步走向成熟，走在中国高校社会学院系发展的前列。

30 多年前，能在一个理工科的高校建立社会学学科，源于教育学家、华中工学院老院长朱九思先生的远见卓识。

20 世纪八九十年代是华中科技大学社会学学科的初建时期。1980 年，在费孝通先生的领导下，中国社会学研究会在北京举办第一届社会学讲习班，朱九思院长决定选派余荣珮、刘洪安等 10 位同志去北京参加讲习班学习，并接见这 10 位同志，明确学校将建立社会学学科，勉励大家在讲习班好好学习，回来后担起建立社会学学科的重任。这是华中科技大学恢复、重建社会学的开端。这一年，在老前辈社会学者刘绪贻先生、艾玮生先生的指导和领导下，在朱九思院长的大力支持下，湖北省社会学会成立。余荣珮带领华中工学院的教师参与了湖北省社会学会的筹备工作，参加了湖北地区社会学界的许多会议和活动。华中工学院是湖北省社会学会的重要成员单位。

参加北京社会学讲习班的 10 位同志学习结束之后，朱九思院长听取了他们汇报学习情况，对开展社会学学科建设工作做出了重要指示。1981 年，华中工学院成立了社会学研究室，归属当时的马列课部。我大学毕业后分配到华中工学院，1982 年元旦之后我去学校报到，被分配到社会学研究室。1983 年，在朱九思院长的支持下，在王康先生的筹划下，学校决定在社会学研究室的基础上成立社会学研究所，聘请王康先生为所长、刘中庸任副所长。1985 年，华中工学院决定在社会学研究所的基础上成立社会学系，聘请王康先生为系主任、刘中庸任副系主任；并在当年招收第一届社会学专业硕士研究生，同时招收了专科学生。1986 年，华中工学院经申报获社会学硕士学位授予权，成为最早拥有社会学学科硕士点的十个高校之一。1988 年，华中理工大学获教育部批准招收社会学专业本科生，当年招收了第一届社会学专业本科生。至此，社会学有了基本的人才培养体系，有规模的科学研究也开展起来。1997 年，华中理工大学成立了社会调查研究中心；同年，社会学系成为独立的系（即学校二级单位）建制；2016 年 5 月，社会学系更名为社会学院。

在 20 世纪的 20 年里，华中科技大学不仅确立了社会学学科的地位，而且为中国社会学学科的恢复、重建做出了重要的贡献。1981 年，朱九思先生批准和筹备了两件事：一是在学校举办全国社会学讲习班；二是由学校承办中国社会学会成立大会。

由朱九思先生、王康先生亲自领导和组织，中国社会学研究会、华中工学院、湖北社会学会联合举办的全国社会学高级讲习班在 1982 年 3 月 15 日开学（讲习班至 6 月 15 日结束），上课地点是华中工学院西五楼一层的阶梯教室，授课专家有林南先生、刘融先生等 6 位美籍华裔教授，还有丁克全先生等，学员是来自全国十几个省、市、自治区的 131 人。数年间，这些学员中的许多人成为各省、市社科院社会学研究所、高校社会学系的负责人和学术骨干，有些还成为国内外的知名学者。在讲习班结束之后，华中工学院社会学研究室的教师依据授课专家提供的大纲和学员的笔记，整理、印刷了讲习班的全套讲义，共 7 本、近 200 万字，并寄至每一位讲习班的学员手中。在社会学恢复、重建的初期，社会学的资料极端匮乏，这套讲义是国内最早印刷的社会学资料之一，更是内容最丰富、印刷量最大的社会学资料。之后，由朱九思院长批准，华中工学院出版社（以书代刊）出版了两期《社会学研究资料》，这也是中国社会学最早的正式出版物之一。

1982 年 4 月，中国社会学会成立暨第一届全国学术年会在华中工学院召开，开幕式在学校西边运动场举行。费孝通先生、雷洁琼先生亲临会议，来自全国的近 200 位学者出席会议，其中主要是中国社会学研究会的老一辈学者、各高校社会学专业负责人、各省社科院负责人、各省社会学会筹备负责人，全国社会学高级讲习班的全体学员列席了会议。会议期间，费孝通先生到高级讲习班为学员授课。

1999 年，华中理工大学承办了中国社会学恢复、重建 20 周年纪念暨 1999 年学术年会，全国各高校社会学系的负责人、各省社科院社会学所的负责人、各省社会学会的负责人大多参加了会议，特别是 20 年前参与社会学恢复、重建的许多前辈参加了会议，到会学者近 200 人。会议期间，周济校长在学校招待所二号楼会见了王康先生，对王康先生应朱九思老院长之邀请来校兼职、数年领导学校社会学学科建设表示感谢。

21 世纪以来，华中科技大学社会学学科进入了更为快速发展的时期。2000 年，增设了社会工作本科专业并招生；2001 年，获社会保障硕士点授予权并招生；2002 年，成立社会保障研究所、人口研究所；2003 年，建立应用心理学二级学科硕士点并招生；2005 年，成立华中科技大学乡村治理研究中心；2006 年，获社会学一级学科硕士点授予权、社会学二级学科博士点授予权、社会保障二级学科博士点授予权；2008 年，社会学学科成为湖北省重点学科；2009 年，获社会工作专业硕士点授予权；2010 年，招收第一届社会工作专业硕士学生；2011 年，获社会学一级学科博士点授予权；2013 年，获民政部批准为国家社会工作专业人才培训基地；2014 年，成立城乡文化研究中心。教师队伍由保持多年的十几人逐渐增加，至今专任教师已有 30 多人。

华中科技大学社会学学科的发展，历经了两三代人的努力奋斗，先后曾经在社会学室、所、系工作的同志近 60 位，老一辈的有刘中庸教授、余荣珮教授，次年长的有张碧辉教授、郭碧坚教授、王平教授，还有李少文、李振文、孟二玲、童铁山、吴中宇、陈恢忠、雷洪、范洪、朱玲怡等，他们是华中科技大学社会学学科的创建者、引路人，是华中科技大学社会学的重大贡献者。我们没有忘记曾在社会学系工作、后调离的一些教师，有徐玮、黎民、王传友、朱新称、刘欣、赵孟营、风笑天、周长城、陈志霞等，他们在社会学系工作期间，都为社会学学科发展做出了贡献。

华中科技大学社会学学科的发展，也有其所培养的学生们的贡献。在 2005 年社会学博士点的申报表中，有一栏要填写 20 项在校学生（第一作者）发表的代表性成果，当年填在此栏的 20 篇已发表论文，不仅全部都是现在的 CSSCI 期刊源的论文，还有 4 篇被《新华文摘》全文转载、7 篇被《人大复印资料》全文转载，更有发表在《中国人口科学》等学界公认的权威期刊上的论文。这个栏目的材料使许多评审专家对我系的学生培养打了满分，为获得博士点授予权做出了直接贡献。

华中科技大学社会学学科发展的30多年，受惠、受恩于全国社会学界的鼎力支持和帮助。费孝通先生、雷洁琼先生亲临学校指导、授课；王康先生亲自领导组建社会学所、社会学系，领导学科建设数年；郑杭生先生、陆学艺先生多次到学校讲学、指导学科建设；美籍华人林南教授等一大批国外学者及宋林飞教授、李强教授等，都曾多次来讲学、访问；还有近百位国内外社会学专家曾来讲学、交流。特别是在华中科技大学社会学学科创建的初期、幼年时期、艰难时期，老一辈社会学家、国内外社会学界的同仁给予了我们学科建设的巨大帮助，华中科技大学的社会学后辈永远心存感谢！永远不会忘怀！

华中科技大学社会学学科在30多年中形成了优良的传统，这个传统的核心是低调奋进、不懈努力，即为了中国的社会学事业，无论条件、环境如何，无论自己的能力如何，都始终孜孜不倦、勇往直前。在一个理工科高校建立社会学学科，其"先天不足"是可想而知的，正是这种优良传统的支撑，使社会学学科逐步走向成熟、逐步壮大。"华中科技大学社会学文库"，包括目前年龄大些的教师对自己以往研究成果的汇集，但更多是教师们近年的研究成果。这套文库的编辑出版，既是对以往学科建设的回顾和总结，更是目前学科建设的新开端，不仅体现了华中科技大学社会学的优良传统和成就，也预示着学科发挥优良传统将有更大的发展。

雷　洪

2016 年 5 月

序　言

当代社会的一个重要特征是进入风险社会，突发性灾难事件频发是风险社会的一个重要特点，而灾难带给人们的心理创伤及影响无疑成为影响个人、家庭、社会的重要问题。地震作为一种突发性自然灾害，不仅给人们的生活带来毁灭性的破坏，更对人们的精神健康带来深远影响。

我在北京师范大学社会公共政策学院攻读研究生期间，便开始跟随屈智勇教授从事灾后精神健康的相关研究。我们梳理了国内外此领域的相关文献，发现目前的研究存在着以下几个问题。①创伤后应激障碍（Post-traumatic Stress Disorder，PTSD）是震后最常见的精神疾患，其症状具有长期性逐渐成为共识，但对于震后长期状态下，PTSD水平随时间推移是降低是升高还是波动存在争议。②研究方法上，目前的研究多采用单个时点的横截面研究，缺少长期的追踪研究，更缺乏病例对照研究。研究设计上缺乏前瞻性研究，大部分研究由于缺少灾前健康数据，很难厘清健康结果与自变量之间的关系。③对于灾后PTSD的长期研究，学界主要关注了PTSD的发展过程，目前已经开始从关注短期内"是否筛查为PTSD"转向长期状态下PTSD随时间变化呈现出的"四种轨迹"（后发、慢性、恢复性、无），但是目前在不同人群中为什么出现不同的发展模式，尚没有结论。④虽然大量研究分析了PTSD的影

1

响因素，但是几乎针对每一个因素都存在诸多争议，对于震后长期状况下哪些因素影响灾民的 PTSD 症状，地震带来的经济收入的改变、家庭关系的改变等如何影响 PTSD，这些并不清楚。⑤对于 PTSD 的干预和治疗，药物治疗的效果是有限的，如何基于个人、家庭、社会中的可干预因素对 PTSD 进行干预仍是一个待解决的问题。

基于以上对已有研究的分析，我们先后五次深入地震灾区收集一手数据，并对数据进行整理、分析，得出了一些初步的结论，如，PTSD、抑郁症状在灾难发生短期内会迅速增高，但随着时间推移而降低；PTSD、抑郁在灾民中往往以两种症状共存的形式存在，地震后不同的人群表现不同的症状特征；等等。其中部分成果已经发表在国外此领域的专业期刊上，而还有一些问题有待进一步去发现。汶川地震已经过去 8 年，我从事灾后精神健康研究已经 5 年，借此立书，一是对已有研究发现的总结，二是希望能够和同领域的专家学者一起丰富、完善、进一步推进灾后精神健康的长期研究。

本书共七章，第一章综述了灾难相关的创伤后应激障碍、抑郁及躯体健康相关文献；第二章介绍了本书的研究问题及研究设计；第三章到第六章是本书的研究发现；第七章对研究结果及展望进行了讨论和总结。希望本书能起到抛砖引玉的作用，引起更多同行对灾难相关精神健康的关注和讨论，促进灾难精神健康研究的推进，并为灾难精神疾患的预防、治疗及康复提供支持。

华中科技大学社会学系　郭静

目　录

图 目

表　目

缩略语表

英文缩写	英文全名	中文译名
PTSD	Post-traumatic Stress Disorder	创伤后应激障碍
IES – R	Impact of Event Scale-Revised	事件影响量表
PCL – C	PTSD Checklist-Civilian Version	PTSD 检查清单
TSQ	Trauma Screening Questionnaire	创伤筛检问卷
PSS – SR	PTSD Symptom Scale-Self-Report	PTSD 症状测查量表
CES – D	Center for Epidemiologic Studies Depression Scale	流调中心抑郁量表
SDS	Self-rating Depression Scale	自评抑郁量表
SCL – 90	Symptom Checklist – 90	症状自评量表
SSRS	Social Support Rate Scale	社会支持量表
DSM	The Diagnostic and Statistical Manual of Mental Disorders	精神疾病诊断与统计手册

前　言

近年来，在人类有意识或者无意识的社会活动下，越来越多的人暴露在创伤事件中。地震作为一种常见的自然灾害，它的发生异常迅速，经常毫无征兆、无法提前预防和控制，因此带来大量的人员伤亡及毁灭性的破坏（Altindag et al.，2005）。很多发展中国家处在地震带上，且建筑结构防震级别较低，对地震的预防不足等，这使得发展中国家成为受地震影响最严重的地区。有关数据表明，平均每年全球发生 5～8 里氏震级的地震有 939 次，而导致人员死亡严重的地震，83% 发生在发展中国家（Naeem et al.，2011）。然而，由于有限的研究基金支持、社会公众支持的缺乏，目前发展中国家的震后研究比较缺乏。Neria 等人通过对自然灾害研究的综述发现，116 个研究中有 76 个来自发达国家，只有 40 个来自发展中国家（Neria et al.，2008）。所以，对发展中国家地震对居民影响的短期及长期研究将丰富发展中国家关于灾害与健康的研究。

中国是一个自然灾害频发，特别是受地震影响较大的国家。20 世纪以来全球范围内，1000 人伤亡以上的地震已经发生了 108 次，至少 180 万人死亡，而其中在中国的有 17 次，至少 70 万人死亡，约占世界伤亡的 1/3（李婷等，2005）。1976 年的唐山大地震被认为是 20 世纪死亡最多的地震，造成 25 万～65 万人死亡，近 79

万人受伤（李婷等，2005）。2008 年 5 月 12 日，8.0 级强震袭击了中国四川的西北部，造成 69227 人丧生，374643 人受伤，17923 人失踪，数百万人无家可归（国务院新闻办公室，2008），这是继唐山大地震之后对中国社会影响第二大的地震灾难。我国关于灾害心理与行为的研究工作起步较晚，最早可见于 1998 年的张北—尚义地震，2003 年的 SARS 事件开始有少量的研究，汶川地震后才有大量灾害心理研究，但是，关于地震灾民长期的健康状态，包括躯体健康、精神健康的研究不是很多。一项综述性研究表明，地震 2 年后，灾后健康的学术文章迅速减少（肖至兰等，2011），这一定程度上也反映出研究者忽视了地震灾害对人们健康的长期影响。目前我国对灾后心理创伤的研究都是零零散散开展的，缺乏对受灾群众的系统研究，所以，就需要通过对受灾人群系统的心理创伤的发生、发展状况的追踪研究，来描绘中国人在自然灾难后的心理创伤发生、发展、变化的轨迹，探索何时是心理创伤的高发期，何时又比较适合开展心理援助工作，并且针对不同年龄段、不同民族的受灾群众等应该如何有效开展心理援助和心理创伤的预防工作（刘正奎等，2011）。

目前关于地震与健康结果的研究，得到了一些共识，但是仍有很多问题有待解决。地震幸存者中普遍存在心理健康问题，PTSD（创伤后应激障碍，Post-traumatic Stress Disorder）及抑郁是在地震受灾者中最常见的精神疾患（Ehring et al.，2011；Salcioglu et al.，2007），且两者经常以共病的形式出现（Bleich et al.，1997）。关于灾后健康的研究，过去几十年里 PTSD 得到了广泛的重视，但是关于震后抑郁的研究相对较少。已有研究中关于 PTSD、抑郁的关系存在诸多争议，PTSD 和抑郁是相互独立、相互影响，还是存在因果关系仍需要进一步的验证。灾害不仅对经济、社会

造成沉重的影响，也直接或者间接地影响了人们的长期健康状况
（Carballo et al.，2005）。精神疾患会对受灾者的躯体健康造成进一
步的影响并使其生活质量变差（Chou et al.，2004）。然而，已有
研究在 PTSD、抑郁对躯体健康的影响中存在一些局限性，如，研
究结果缺乏在社区样本中的验证，混杂因素控制不够等。因此，
有关 PTSD、抑郁的关系及对地震灾民的躯体健康产生的影响有待
进一步发现。

　　目前为止，震后健康研究多采用单个时点的横截面数据，而
对震后幸存者长期的精神健康及躯体健康状况关注不够。从震后
健康随时间变化的趋势来看，随着灾后恢复重建，灾民的精神健
康会有一个自然恢复的过程。那么，随着时间变化，PTSD、抑郁
的患病率如何变化？两者的关系又如何变化？以及随着时间变化
精神健康（PTSD、抑郁）与躯体健康的关系如何变化？这些有待
报告和验证。本书将致力于地震对灾民的精神健康、躯体健康的
长期影响研究，以期为灾害救助政策、临床干预提供实证支持。

　　本书致力于探究震后灾民精神健康的变化及其与躯体健康的
关系。主要回答如下问题：（1）震后不同时间点上，灾民精神健
康（PTSD、抑郁）患病率如何？（2）震后不同时间点上，PTSD、
抑郁的影响因素是什么？（3）灾后 PTSD 与抑郁的相互关系如何？
（4）震后不同时间点上，PTSD、抑郁及共病与躯体健康（两周患
病率）关系如何？

　　本书是汶川地震后 2~44 个月的五次重复测量横截面研究。基
线调研在震后 2 个月进行（2008 年 7 月），四次后续调研分别在
2009 年 1 月、2009 年 7 月、2010 年 8 月、2012 年 1 月。数据收集
方式为问卷法，样本来自受地震影响较严重的安县永安镇和绵竹
市广济镇。被试选取采用系统抽样与方便抽样相结合的方法。共

有 12 个村子的 1073 个、1362 个、1213 个、1183 个、1400 个人同意并分别参加了从基线到后续的测查。采用事件影响量表（Impact of Event Scale-Revised，IES-R）测量 PTSD，流调中心抑郁量表（Center for Epidemiologic Studies Depression Scale，CES-D）测量抑郁，社会支持量表测量社会支持，以两周患病率作为躯体健康指标。

本书主要发现如下：

数据分析采用描述分析、线性回归、二元逻辑回归、多项式逻辑回归、交叉滞后检验等。

1. 地震后灾民的 PTSD 患病率随着时间变化而降低，PTSD 患病率在不同地区、性别、年龄、婚姻状况、教育程度的人群中存在显著差异。灾民的 PTSD 患病率，震后 2 个月为 58.2%，震后 8 个月、14 个月和 26 个月分别为 22.1%、19.8% 和 19.0%，震后 44 个月降低到 8%。

2. 震后灾民的 PTSD 与地区、性别、年龄、婚姻状况、饮酒、教育状况、社会支持显著相关，广济镇居民、女性、35～55 岁、已婚、小学及以下教育程度是 PTSD 的危险因素，饮酒、高社会支持是 PTSD 的保护因素。

3. 震后灾民的抑郁患病率随着时间变化而降低，抑郁患病率在不同地区、性别、年龄段、教育程度、收入水平的人群中存在显著差异。汶川地震 8 个月后，在受灾居民中，抑郁的患病率高达 31.3%，在震后 14 个月、26 个月分别为 28.8%、30.9%，震后 44 个月降低到 12.8%。

4. 震后灾民的抑郁与地区、年龄、婚姻状况、教育程度、抽烟、饮酒、社会支持显著相关，广济镇灾民、55 岁以上、已婚、小学及以下教育程度是抑郁的危险因素，抽烟、饮酒、高社会支持是抑郁的保护因素。

5. PTSD 与抑郁相关，两者既受共同因素，也受不同因素影响。地区对单纯 PTSD、单纯抑郁均有影响，教育程度仅对单纯 PTSD 有影响，性别仅对共病及单纯 PTSD 影响，年龄、社会支持仅对单纯抑郁及共病有影响，收入、婚姻状况、抽烟、饮酒仅对共病有影响。通过对纵向数据的进一步分析发现，震后 14 个月的 PTSD 预测了震后 26 个月的抑郁。

6. PTSD、抑郁及其共病与躯体健康相关。除了震后 26 个月，PTSD 与两周患病率在其他时间点上均显著相关。在所有时间点上，抑郁与两周患病率均显著相关。震后 8 个、26 个、44 个月单纯抑郁对两周患病率的影响要大于单纯 PTSD 对两周患病率的影响。

本书的主要结论：

（1）汶川地震对灾民精神健康及躯体健康的影响是长远的，震后 44 个月 PTSD 与抑郁的患病率仍然较高。

（2）PTSD 与抑郁存在相关关系，PTSD 可以预测抑郁的发生，灾后研究应该关注两者的相关性及在长期状态下两者之间转化的可能。

（3）精神健康（PTSD、抑郁）进一步对躯体健康产生影响，单纯抑郁对躯体健康的影响要大于单纯 PTSD 的影响，灾后卫生工作者需要及时地筛查出震后灾民中的精神健康问题，避免对其进行不必要的身体治疗。

需要提到的是本书中的一些局限性。如，部分方便样本的存在增加了选择性偏倚的概率；对 PTSD、抑郁的测量来自被访者的自我报告，而非临床诊断；纵向数据中追踪率较低等。这些问题大多也是国内外灾后健康研究需要解决的，灾后环境的复杂性，给灾后健康研究带来诸多困难和挑战。尽管如此，本书作为汶川地震后一项接近四年的长期研究，仍为灾难在中国文化背景下对灾民精神健康、躯体健康的影响提供了实证依据。

第一章　灾害与健康

本章将对本书涉及的关键概念进行界定，对灾后健康相关研究进行回顾，并重点评价灾后 PTSD、抑郁及躯体健康相关研究。

第一节　概念界定

本书是关于灾后健康的研究著作，首先回顾本书涉及的一些概念，了解什么是灾害、创伤后应激障碍（Post-traumatic Stress Disorder，PTSD）、抑郁、共病，以及躯体健康。

一　灾害

灾害是对能给人类和人类赖以生存的环境造成破坏性影响的事件总称。研究者根据灾害事件的性质，常将其分为：自然灾害、技术性灾害和社会灾害（李永祥，2010）。自然灾害指的是地震、火山、台风、洪水、干旱等；技术性灾害包括危险物质破坏性泄漏等；社会灾害包括战争、恐怖主义等。暴露在创伤事件中是普遍存在的，2/3 的普通人群一生会遭遇创伤事件，战争、恐怖袭击及自然灾害会增加这一概率。

地震作为一种不可预测性的自然灾害，往往给人们生活带来巨大威胁。面对创伤暴露，一部分人会出现 PTSD、抑郁、焦虑等精神健康结果，而一些人对灾难具有抗逆力。Green 等提出的灾难事件处理过程模型（1985）关注了创伤事件后影响积极或消极结果的因素，它对于理解震后 PTSD、抑郁的发展过程及影响因素具有参考意义。

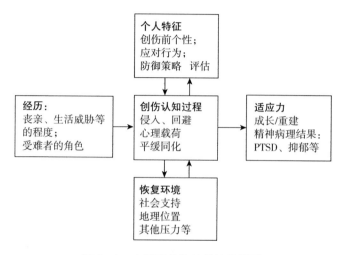

图 1-1　灾难事件的处理过程模型

　　如图 1-1 可知，灾难经历引起了人们的一系列心理或者精神反应，包括对事件的侵入、重现、回避、否定等（Horowitz，1986）。这种过程发生在一定的个人和社会因素的情境中。个人因素包括过去的创伤史、心理问题、应对和防御的风格。社会因素包括社区对创伤事件的反应，社会工作的强弱与可及性（是否拥有专业的救助者）等。这些因素作用在一起影响了灾难对个人的影响，及灾难造成的精神病理的特点及恢复过程的长短。

　　本书主要关注汶川地震作为一种突发性灾难事件对人们健康的影响，以及随着时间的推移，灾民精神健康（PTSD、抑郁）的发展变化。

二 地震

地震又称地动、地震动，是地壳在快速释放能量过程中造成振动，其间会产生地震波的一种自然现象。地球上板块与板块之间相互挤压碰撞，造成板块边沿及板块内部产生错动和破裂，这是引起地震的主要原因。衡量地震强度的指标有震级、地震烈度。震级表示地震的等级大小。它与震源发出的地震波能量有关；烈度表示同一地震在地震波及的地点所造成的影响程度，它与震源深度、地质构造、离地震的距离等有关。我国常采用里氏震级来衡量地震的大小。震级小于 3 级的属于弱震，如果震源比较浅人们基本上感受不到。震级在 3 级到 4.5 级的是有感地震，人们可以感受到，但是不会造成大的破坏。震级在 6 级到 7 级的属于强震，能造成较大的破坏。震级在 7 级到 8 级的属于大地震，能造成非常严重的破坏。震级在 8 级以上的地震属于巨大地震，可造成毁灭性的损失。汶川地震的里氏震级为 8.0 级，震中烈度达到 11 度，属于大地震。

地震灾害是由于地震造成的人员伤亡、地表破坏、财产损失、社区毁坏等现象的统称。地震带来的灾害包括直接灾害和间接灾害。直接灾害包括建筑物的坍塌、地面破裂、山体破坏、水体震荡（海啸）、火灾、人员伤亡、家畜伤亡等。间接灾害包括由地震引起的火灾、水灾、传染病、放射性污染等，此外，还包括对家庭结构的破坏、社会关系的破坏、社区的破坏等。

地震给健康带来的影响主要表现在以下几个方面（Bartels & VanRooyen, 2012）。

（1）肾系统

地震对肾系统的破坏，主要表现在挤压伤，易导致灾民患急性肾功能衰竭、高钾血症、酸中毒、低血容量性休克。

（2）肌肉骨骼损伤（与挤压伤密切相关）

最常见的与地震有关的肌肉骨骼伤害是撕裂伤、骨折和软组织挫伤、扭伤。地震灾民需要的三级护理常有长骨骨折、骨盆骨折（骨盆侧方压缩骨折尤其严重）、骨筋膜室综合征、坏疽等。

（3）心血管系统

地震发生后，与一周前相比，急性心肌梗死的比率会大大增加，此外在大地震之后，心律失常的发生率也有增加。2008 年汶川地震后，血流动力学不稳定的室性心律失常住院率、中风、高血压都有明显增加。

（4）胸部损伤

患者会有严重的压缩损伤和死亡，轻中度损伤，尤其撕裂伤、挫伤是最常见的。

（5）传染病

地震过后经常会引起水及卫生服务的中断，同时临时避难所的拥挤环境也可能导致呼吸及水传播疾病的流行。此外，尸体作为一种潜在的感染源，也应该引起重视。在受伤的灾民中进行破伤风的疫苗接种也是灾后防疫的主要任务，此外还要注意各种微生物细菌的感染。

（6）精神健康

震后灾民出现的主要的精神问题有：抑郁症、有自杀念头、创伤后应激障碍。震后不同阶段灾民可能有不同的精神健康问题。首先是地震情感麻木，真实感的丧失，或者过分的悲伤。几天之后这些反应转换为焦虑和恐惧。在一周内，躯体症状出现，如睡眠不好。根据精神疾病诊断和统计手册，许多幸存者符合急性应激障碍的标准。几周后，抑郁症状开始，一年后，主要的问题来自社会及人际关系，比如缺乏社会支持和物质滥用。

（7）神经问题

地震后神经损伤是最常见的一种。脊髓损伤、脊柱骨折、爆裂性骨折是最常见的。还有压缩骨折、颅内骨折。因为这些疾病的治疗需要大量血液，输液服务是最稀缺的基础设施。不仅是数量，血液的质量也需要得到很好的保证。

三 PTSD

1871 年，Jacob Mendez Da Costa 第一次用 PTSD 描述了美国内战老兵中出现的一些精神症状（Vaisrub，1975）。从这之后，退役老兵中较高的 PTSD 患病率得到了专家的重视，开始有大量研究关注 PTSD（Beals et al.，2002）。1980 年，PTSD 的诊断第一次被纳入精神疾病诊断与统计手册（DSM）（APA，1980）。之后，PTSD 的症状、病因、神经生物学因素及干预治疗和并发症研究开始得到全面发展。近年来，随着各种各样的自然灾害及人为伤害的频繁发生，PTSD 成为受到普遍关注的研究课题。

如《精神疾病诊断与统计手册》（第四版）描述，PTSD 是一种人们面对创伤暴露的强烈的担心、无望和恐惧感（APA，1994）。PTSD 包含三个症状维度，分别是对灾难事件的重现、回避及高警觉。重现症状表现为创伤经历者在日常生活的想法、话语、情境等中对创伤事件的一次次重现，这会伴随躯体症状如心跳加快或出汗，也可表现为噩梦、恐惧性的想法等。回避症状表现为精神上的麻木、抑郁、逃避或者担心，此症状可能改变一个人的生活习惯，使他们有意避开能够提醒其创伤事件的地点、事件或者物体，一部分人会对过去感兴趣的事情失去兴趣，或者难以记起影响他的危险事件。高警觉症状是经常性地对许多小的细节事件产生比较强烈的反应，会出现难以入睡、易惊醒等睡眠障碍，表现出易激惹或易发怒、容易受惊吓、注意力不集中等警觉性增高的症状。被诊断为 PTSD 的人往往具备这三种症状至少 1 个月以上，并伴随有临床症状的压力，社会、职业及其他功能性的损伤。在最新的 DSM－5 诊断标准中，PTSD 的核心症状被修改为四组（诊断表 B、C、D、E），其中诊断表 D 症状为新增，即与创伤性事件有关的认知和心境方面的负性改变，在创伤事件发生后开始或加重，见表 1－1。

表 1－1　创伤后应激障碍（Post-traumatic Stress Disorder）
DSM－5 诊断标准

A. 以下述 **1 种**（或多种）方式接触于实际的或被威胁的死亡、严重的创伤或性暴力：
1. 直接经历创伤事件。
2. 目睹发生在他人身上的创伤事件。
3. 获悉亲密的家庭成员或亲密的朋友身上发生了创伤事件，在实际的或被威胁死亡的案例中，创伤事件必须是暴力的或事故。
4. 反复经历或极端接触于创伤事件的令人作呕的细节中（例如，急救员搜集人体遗骸；警察反复接触虐待儿童的细节）。
注：诊断标准 A4 不适用于通过电子媒体、电视、电影或图片的接触，除非此接触与工作相关。
B. 在创伤事件发生后，存在以下 **1 个**（或多个）与创伤事件有关的侵入性症状：
1. 创伤事件反复的、非自愿的和侵入性的痛苦记忆。
注：6 岁以上儿童，可能通过反复玩与创伤事件有关的主题或某方面内容来表达。
2. 反复做内容和/或情感与创伤事件相关的痛苦的梦。
注：儿童可能做可怕但不认识内容的梦。
3. 分离性反应（例如，闪回），个体的感觉或举动好像创伤事件重复出现（这种反应可能连续出现，最极端的表现是对目前的环境完全丧失意识）。
注：儿童可能会在游戏中重演特定的创伤。
4. 接触与象征或类似创伤事件某方面的内在或外在线索时，产生强烈或持久的心理痛苦。
5. 对象征或类似创伤事件某方面的内在或外在线索，产生显著的生理反应。
C. 创伤事件后刻意持续地回避与创伤事件有关的刺激，具有以下 1 项或 2 项情况：
1. 回避或尽量回避关于创伤事件或与其高度密切相关的痛苦记忆、思想或感觉。
2. 回避或尽量回避能够唤起关于创伤事件或与其高度相关的痛苦记忆、思想或感觉的外部提示（人、地点、对话、活动、物体、情景）。

D. 与创伤事件有关的认知和心境方面的负性改变，在创伤事件发生后开始或加重，具有以下 2 项（或更多）情况：

1. 无法记住创伤事件的某个重要方面（通常是由于分离性遗忘症，而不是诸如脑损伤、酒精、毒品等其他因素所致）。

2. 对自己、他人或世界持续性放大的负性信念和预期（例如，"我很坏""没有人可以信任""世界是绝对危险的""我的整个神经系统永久性地毁坏了"）。

3. 由于对创伤事件的原因持续性地认知歪曲，导致个体责备自己或他人。

4. 持续性的负性情绪状态（例如，害怕、恐惧、愤怒、内疚、羞愧）。

5. 显著地减少对重要活动的兴趣或参与。

6. 与他人脱离或疏远的感觉。

7. 持续地不能体验正性情绪（例如，不能体验快乐、满足或爱的感觉）。

E. 与创伤事件有关的警觉或反应有显著的改变，在外界诱发事件发生后开始或加重，具有以下 2 项（或更多）情况：

1. 激惹的行为和愤怒的爆发（在很少或没有挑选的情况下），典型表现为对人或物体的言语或身体攻击。

2. 不计后果或自我毁灭的行为。

3. 过度警觉。

4. 过分的惊跳反应。

5. 注意力集中困难。

6. 睡眠障碍（例如，难以入睡或难以保持睡眠，或休息不充分的睡眠）。

F. 这种障碍的持续时间（诊断表 B、C、D、E）超过 1 个月。

G. 这种障碍引起临床上明显的痛苦，或导致社交、职业等其他重要功能方面的损害。

H. 这种障碍不能归因于某种物质（例如，药物或酒精）的生理效应或其他躯体疾病。

资料来源：http://www.psycard.com/dsm5/ShowArticle.asp?ArticleID = 17795。

一般来讲，灾难之后，创伤后应激障碍的出现有三种模式。第一种模式为极少数人，一般不到 5%，会出现一个创伤暴露后急性紊乱的症状。第二种模式为大约有 80% 有分离性焦虑症状的人以及曾遭遇强烈侵入创伤的人，会发展出慢性创伤精神症状，最常见的是 PTSD。然而，纵向研究表明，患有创伤后应激障碍的大多数人在灾难或事故之后的一些症状，似乎随着时间的推移会增加（Orcutt et al.，2004）。灾难之后的暴露会唤起恐惧和焦虑，如果创伤暴露者缺乏应对这些威胁的能力，将会出现灾难相关的精神症状，如回避、警觉等。第三种模式表现为一部分群体，具有相当持续的和高水平的症状，出现在事件发生后的第一个月以及之后一段时间，但是随着时间的推移可能会降低。

目前的研究大多把"是否筛查或诊断为 PTSD"作为结果变量，近年来也有学者开始把 PTSD 的变化过程作为结果变量（Peleg & Shalev，2006）。在灾害发生后，PTSD 症状会经历一个从急性到慢性的过程（Gray et al.，2004）。前瞻性及纵向研究均证实了个体在灾难性事件后随着时间变化会发展出不同症状的趋势（Bonanno，2004；Bonanno et al.，2011）。创伤压力在长期状态下容易发生变异，Blank 提出了间歇性及再发生两种形式作为对 PTSD 发展过程的补充（Blank，1993），根据 DSM 第四版对 PTSD 的描述，灾后 PTSD 可能有三种发展结果，分别为：急性、慢性和后发（APA，2000）。Bonanno 基于灾难事件后功能性破坏的发展模式和轨迹，假设了 PTSD 的四种发展轨迹，分别为：慢性、后发、恢复性和抗逆力（Bonanno，2004）。Orcutt 等验证了这一模式，并证实抗逆力性 PTSD 随着时间变化很少，而后发性的 PTSD 随着时间变化则逐渐增多（Orcutt et al.，2004）。一些人在灾难事件后几年会陷入精神上的不知所措和功能上的失衡状态，属于慢性 PTSD（Chronic PTSD）；一些人的症状在经历几个月后恢复到较低水平，这属于恢复性 PTSD（Recovery PTSD）；而另一些人开始时忍受这些压力及状况，后来变得越来越严重，这属于后发 PTSD（Delayed PTSD）；还有一些人在创伤性事件后一直保持功能及心理的正常状况，这属于抗逆力 PTSD（Resilience PTSD）（Bonanno，2004；Port et al.，2001；Sulway et al.，1996）。然而 PTSD 发展过程中的几种形式并不互相排斥，例如，后发 PTSD 也可能发展成为慢性 PTSD。

本书中 PTSD 是汶川地震后灾民面对地震创伤表现出的一种精

神压力症状，它包含灾民对地震创伤经历的重现、回避和高警觉反应。

四　抑郁

抑郁（Depression）起源于拉丁文 Deprimere，意指"下压"，这个词最早被用于描述情绪状态是在 10 世纪。早在 2400 年前，希腊著名医生希波克拉底，就已经将抑郁界定为一种气质类型，称为"忧郁质"（Melancholia）。抑郁的含义受到研究取向的影响，精神分析、行为主义和认知心理学家对抑郁的具体定义各不相同。目前对抑郁的研究，一般分为抑郁情绪、抑郁症状和抑郁性神经症三类。第一类是抑郁情绪。Hartington 指出抑郁是一种常见的负性情绪，会对个体的学习、工作、生活产生消极影响，严重的抑郁不仅会造成个体的功能障碍，甚至会导致自杀行为（陈秀梅，2006）。国内学者孟昭兰指出抑郁是一种复合性情绪体验，它与一般的悲伤不同，抑郁的体验比任何一种单一负性情绪更为强烈，而且持续时间更长，给人带来的痛苦更大。它除了悲伤外，还伴有痛苦、愤怒、自罪感、羞愧等情绪（孟昭兰，1989）。对于抑郁情绪的评价，目前主要是以被试者根据标准化的量表进行的自我报告为主。第二类是抑郁症状。抑郁症状是表现与抑郁相关的各种行为特征。抑郁症状的测量也多通过自评量表来评定。第三类是基于临床诊断的抑郁性神经症。《精神疾病诊断与统计手册标准》（第四版）界定，抑郁包括单向情感症和双向情感症，一般表现为以心境低落为主，与其处境不相称，可以从闷闷不乐到悲痛欲绝，甚至发生木僵，严重者可出现幻觉、妄想等精神病性症状（APA，1994）。目前，DSM-5 对抑郁的诊断标准已经进行了新的修订，见表 1-2。

抑郁心理也常在突发灾难事件后出现，灾难事件通过应激机制增加了抑郁发生的危险，应激的强度不仅取决于突发事件的性质，还取决于人格特征、认知评价和应对方式。躯体疾病作为一种非特异性应激因素有诱发精神障碍的作用。灾难后的抑郁情绪表现为过度关注疫情报告，无意与外界的人和事进行沟通；持久的情绪低落、忧郁，失去愉快感；悲观、失望，厌世而不能自拔；说话声调平淡，时时发出叹息，甚至流泪哭泣；常伴有焦虑、躯体不适和睡眠障碍；主动与外界隔绝，或独居家中、宿舍里，或在工作时不能集中注意力（王一牛、罗跃嘉，2003）。本书中抑郁为汶川地震灾民的一种心境低落的情绪，包含其抑郁心情、罪恶感和无价值感、无助与无望感、精神运动性迟滞、食欲丧失、睡眠障碍六个方面。

表 1-2　重性抑郁障碍（Major Depressive Disorder）DSM-5 诊断标准

A. 下述症状有 5 项（或更多）同时持续存在 2 周，并且较既往有显著的功能变化；另外至少存在 1）抑郁心境或 2）兴趣或愉快感丧失中的 1 项： 1. 抑郁心境几乎每天和整天存在，可以是主观叙述（如感到悲伤、空虚、绝望）或他人观察到（如流泪）。 注：儿童和青少年可表现为激惹心境。 2. 几乎每天和整天对所有活动缺乏兴趣或愉快感 3. 如不进食会有显著的体重下降或增加（即 1 月内体重变化达 5%），几乎每天有食欲的减退或增加。 注：儿童以未达标准体重来考虑。 4. 几乎每天失眠或嗜睡。 5. 精神运动激越或迟滞几乎每天存在（他人可观察到，并非只是主观感到不安或迟缓）。 6. 几乎每天感到疲乏或动力（精力）丧失。 7. 几乎每天感到无价值或过分的或不恰当的自责（可达妄想程度）（并非只是自我的评价或对生病的自责）。 8. 思考或注意力集中能力的减退，或难以做决定，几乎每天存在（可以是主观叙述，也可以他人观察到）。 9. 反复想死（不仅仅是怕死），反复有自杀的观念但无计划，或有自杀企图或有准备自杀的特别计划。

续表

B. 症状引起临床显著的痛苦或社会、职业等其他重要功能方面的损害。 **C**. 发作并非某种物质的生理作用或其他医学情况所致。 注：符合标准 A－C 可考虑抑郁发作。 注：对特殊丧失的反应（如哀伤、破产、自然灾害、严重医学疾病或失能）可以出现强烈的沮丧感受，包括对丧失的沉思、失眠、纳差和体重减轻等，可以类似于抑郁发作。尽管这些症状可以理解或认为是对丧失的恰当反应，但还是应该慎重考虑在对特殊丧失正常反应之外存在抑郁发作。要根据病史和文化氛围对个体痛苦表达的影响等综合做出临床判断。 **D**. 抑郁发作的出现不能很好地用分裂情感障碍、精神分裂症、精神分裂样障碍、妄想障碍或其他特定和非特定精神分裂症谱系和其他精神病性障碍来解释。 **E**. 从未有过躁狂或轻躁狂发作。 注：如果躁狂样或轻躁狂样发作是物质所致或可能是其他医学情况的生理作用所致，则不能用该排除标准。

资料来源：http://www.psycard.com/dsm5/ShowArticle.asp?ArticleID = 17773。

五　共病

1970 年，Feinstein 首次提出"共病"（Comorbidity）这一概念，它的定义为同一患者患有所研究的索引疾病之外的其他任何已经存在或发生在索引疾病过程中的疾病（Feinstein，1970）。在医学领域，共病一词可以指同时或者独立存在于另一种疾病的疾患，也可以指一种相关的疾患。在精神诊断中，这种不精确的界定饱受争议，也是当前精神医学研究的热点。共病到底是两种独立疾病在同一个体共存，还是有别于独立疾病的一种新的疾病种类，或是一种疾病发展过程中出现的几类症状的重叠？这有待于进一步研究。共病研究是有其积极意义的：（1）构成共病的这几种相互独立的疾病，可能存在一些内在的联系，这对研究共病的发病机制有指导意义；（2）如果共病普遍存在，那么排除性的诊断标准的正确性将受到挑战，这也会进一步引起诊断标准的改变；（3）如果诊断为某种疾病的患者，出现比以往治疗更加困难，医疗费用增加，住院时间延长的情况，那么可以进一步推断是否存在共病的情况；（4）共病的概念引起了治疗原则的改变，即改变单一治疗为综合治疗；（5）关于共病的研究，对判断疾病的预后有重要参考作用；（6）由于共病的存在，使得对相关研究结果的解释需要从多个角度进行分析。

本书中的共病为汶川地震灾民同时存在 PTSD 及抑郁症状。

六　躯体健康

根据"世界卫生组织"的解释：健康不是仅指一个人身体没有出现疾病或虚弱现象，而是指一个人生理上、心理上和社会上的完好状态。具有社会适应能力是国际上公认的心理健康首要标准，全面健康包括躯体健康和心理健康两大部分，两者密切相关。躯体健康是指能够顺利完成日常工作，没有疾病和残废，具有良好的健康行为和习惯。衡量躯体健康的指标有的来自临床诊断，也有自我报告，流行病学调查中常使用自我报告的两周患病率来衡量躯体健康状况，这一定程度上可以减少回顾性调查中的偏倚。本书中的躯体健康主要指被访者过去两周内是否身体不适，即是否患有急性或者慢性病（包括疼痛、腹泻、发烧、咳嗽、心慌、外伤等）。

第二节　灾后健康研究综述

灾难带来的后果，包括对个体精神健康、躯体健康的影响，也包括对家庭、社区的破坏。由于灾后 PTSD、抑郁作为本书主要内容在后面会有详细阐述，本节仅从灾难暴露、灾后精神健康（物质滥用）、灾后躯体健康、抗逆力、灾后救助政策几个方面对目前的研究进行了回顾。

一 灾难暴露：创伤、损失、逆境

暴露在灾难中是一个普遍的现象，2/3 的人一生中的某个时刻会暴露在灾难中，对于战争、自然灾难频发的地区这一比率会更高。暴露可能是直接的，比如受伤、目击他人受伤等，也可能是间接的，比如社区的破坏或威胁等。

死亡是最严重的暴露，地震是带来死伤最严重的灾难，1990～2014 年世界范围内最大的地震及死亡最多的地震见表 1－3（USGS，2014）。死亡给家庭成员带来的丧亲之痛及自责心理将会影响家庭成员的精神健康。在一项综述研究中，研究者发现家庭成员的伤亡解释了 20% 灾难带来影响的残差（Rubonis & Bickman，1991）。目前的研究，一致认为丧亲之痛与抑郁、PTSD 相关，但是在两者的相关程度上存在争议。此外，受伤、恐惧及生命受到威胁都是灾难中常受到的暴露，而经历过这些的人又在很大程度上报告了与创伤相关的症状。Livanou 对 1027 名土耳其地震灾民的研究报告了恐惧经历与震后 14 个月的 PTSD 相关，而与抑郁相关不高（Livanou et al.，2002）。Maes 等人对 128 名经历过火灾及 55 名交通事故的受难者进行的研究发现，在生命受到威胁、受伤的人中，46% 的人有 PTSD 症状，13% 有抑郁症状（Maes et al.，2000）。生命受到威胁与精神病理心理高度相关。目击事故对个体的影响可能没有直接暴露的大，但是一些研究报告了间接暴露与灾难创伤心理之间的强关系。Maes 等人的研究报告了目击朋友或者家庭成员受伤或者死亡与 PTSD 的关系超过了生命受到威胁及损失的影响（Maes et al.，2000）。汶川地震造成 374643 人受伤，因地震受伤住院治疗累计 96544 人（不包括灾区病员人数）。大量的伤亡给个体、家庭带来较大的压力，威胁了短期及长期灾民的健康状况。

表 1-3　世界范围内震级最大和最严重的地震：1990~2014 年

年份	最大的地震				死亡最多的地震			
	日期	震级	死亡人数	地区	日期	震级	死亡人数	地区
2014	04/01	8.2	6	智利伊基克	08/03	6.2	729	中国云南
2013	05/24	8.3	0	颚霍次克海	09/24	7.7	825	巴基斯坦阿瓦兰
2012	04/11	8.6	0	苏门答腊岛西海岸	02/06	6.7	113	菲律宾内格罗斯岛
2011	03/11	9.0	20896	日本本州	03/11	9.0	20896	日本本州
2010	02/27	8.8	507	智利莫尔	01/12	7.0	316000	海地
2009	09/29	8.1	192	萨摩亚群岛	09/30	7.5	1117	印尼苏门答腊岛
2008	05/12	7.9	87587	中国四川	05/12	7.9	87587	中国四川
2007	09/12	8.5	25	印度尼西亚南苏门答腊岛	08/15	8.0	514	秘鲁
2006	11/15	8.3	0	千岛群岛	05/26	6.3	5749	印度尼西亚爪哇岛
2005	03/28	8.6	1313	印度尼西亚北苏门答腊岛	10/08	7.6	80361	巴基斯坦
2004	12/26	9.1	227898	北苏门答腊岛	12/26	9.1	227898	北苏门答腊岛
2003	09/25	8.3	0	日本北海道	12/26	6.6	31000	伊朗东南
2002	11/03	7.9	0	阿拉斯加州	03/25	6.1	1000	阿富汗兴都库什山
2001	06/23	8.4	138	秘鲁	01/26	7.7	20023	印度
2000	11/16	8.0	2	新爱尔兰，P.N.G.	06/04	7.9	103	印尼苏门答腊岛
1999	09/20	7.7	2297	中国台湾	08/17	7.6	17118	土耳其
1998	03/25	8.1	0	巴勒尼群岛	05/30	6.6	4000	阿富汗与塔吉克斯坦边界
1997	10/14	7.8	0	南斐济岛	05/10	7.3	1572	伊朗北部
1997	12/05	7.8	0	堪察加半岛东海岸				

续表

年份	最大的地震				死亡最多的地震			
	日期	震级	死亡人数	地区	日期	震级	死亡人数	地区
1996	02/17	8.2	166	印度尼西亚伊利安查亚	02/03	6.6	322	中国云南
1995	07/30	8.0	3	北智利	01/16	6.9	5530	日本神户
1995	10/09	8.0	49	墨西哥哈里斯科				
1994	10/04	8.3	11	千岛群岛	06/06	6.8	795	哥伦比亚
1993	08/08	7.8	0	马里亚纳岛南部	09/29	6.2	9748	印度
1992	12/12	7.8	2519	印度尼西亚弗洛勒斯	12/12	7.8	2519	印度尼西亚弗洛勒斯
1991	04/22	7.6	75	哥斯达黎加	10/19	6.8	2000	印度北部
1991	12/22	7.6	0	千岛群岛				
1990	07/16	7.7	1621	菲律宾吕宋岛	06/20	7.4	50000	伊朗

　　损失是灾难造成的第二严重后果。损失包括经济的损失和资源的损失。诸多研究表明，损失所带来的压力与后期的 PTSD 相关。一项在亚美尼亚地震后 2 年的研究发现，经济损失与 PTSD 存在高度相关（Armenian et al.，2000）。一项对 357 名加州风暴引起的火宅中寻求紧急救援的灾民的研究发现，财产损失合并受伤较强地预测了灾后的创伤心理（Grant et al.，2007）。但是一些研究对损失与 PTSD 的关系也存在争议，一些认为没有影响，一些发现随着时间的推移，这种影响逐渐降低甚至消失。此外，损失可能会影响 PTSD 的恢复。根据灾难的特点，损失的影响也不同，"9·11"恐怖袭击后 6 个月的研究发现，只有失业与 PTSD 存在相关（Galea et al.，2003）。资源的损失作为压力理论的核心，也是灾后对损失研究必须要关注的。个体在资源受到威胁、损失或者无法获得的时候，都会产生压力。这种资源包括：客观的（如房产），个体

的（如乐观、安全的心态），状态的（如就业状态、社会关系），能量（如钱、空闲时间）。不同的灾难类型、不同的恢复阶段，资源损失对个体压力及创伤心理的影响也不同。汶川地震造成的直接经济损失 8452 亿元人民币，国家统计局将损失指标分三类，第一类是人员伤亡问题，第二类是财产损失问题，第三类是对自然环境的破坏问题。在财产损失中，房屋的损失很大，民房和城市居民住房的损失占总损失的 27.4%，学校、医院和其他非住宅用房的损失占总损失的 20.4%。另外还有基础设施，如道路、桥梁和其他城市基础设施的损失，占到总损失的 21.9%，这三类是损失比例比较大的，70% 以上的损失是由这三方面造成的（中国新闻网，2008）。其他间接损失不计其数，文物损失、档案损失和生态环境破坏等未入统计。地震造成的这种直接和间接的损失，给个体带来的压力也是无法估计的。

灾难发生之后的重建工作、生活压力事件、搬迁也都会产生创伤压力。飓风之后的研究发现，房屋的修缮及由此导致的矿工、较差的维修效果都会影响灾民的 PTSD（Burnett et al.，1997）。灾难之后的生活压力事件对 PTSD 的影响可能是正向的，也可能是负向的，还可能起中间作用。此外，灾后重建也会影响灾民的创伤心理。灾后重建跟撤离的影响是不同的，重建的影响可能是积极的。汶川地震后，截至 2011 年，四川省已经成功解决了 540 多万户、1200 多万人的住房修建问题；3001 所学校完工 2989 所，1362 个医疗卫生和康复机构完工 1359 个；1449 名因灾新增"三孤"人员生活得到保障，2.7 万余名地震伤残人员得到医疗康复，再生育家庭已有 3194 个新生命诞生（中国新闻网，2012）。

二　灾后躯体健康

精神障碍这一术语总是意味着和身体障碍的区分，这种区分犯了将精神—躯体二元论的错误。健康研究需要将躯体、精神结合起来，才能反映个体的健康状况。在过去的几十年中，躯体和精神之间的区别也在灾后健康问题的研究中扮演着重要的角色。越南战争结束后，大约90%灾难后的研究集中在PTSD和个体症状构成的PTSD障碍。这种实质性的关注导致20世纪80年代PTSD得到正式认可，并被纳入DSM-3中。通过海湾战争后政府对军事研究的鼓励，研究者对退伍军人的身体症状，尤其是医学无法解释的症状的关注增加了。然而，作为一个笛卡尔二元论思维的结果，只有很少的研究会集中在躯体和精神疾病及对相互的、有因果关系的影响上。同样，那些不被众人所知的灾后的身体症状可能会比精神障碍持续更长的时间。

在灾难不同时期，躯体健康的表现也不尽相同。目前研究者关注了灾难发生前的健康问题、灾难发生时的健康问题、灾难之后的健康问题。灾难发生之前就存在的躯体健康状况，特别是慢性病，可能会加重灾难期间和灾难后由于压力和过度关注造成的躯体症状（Norris et al.，2002）。然而，研究也发现，在灾难发生前就有慢性病的幸存者并不会持续地有健康问题，或者出现与灾前无慢性病的幸存者不同的精神健康问题。灾难发生时出现的躯体健康问题可能会有持久的影响。灾难发生时的躯体健康问题包括外伤、烧伤、骨折、伤口，以及其他与灾害有关的症状，如地震后的挤压综合征、急性肾功能衰竭，东京沙林毒气袭击后的眼睛问题，图卢兹爆炸后直接导致的听力问题，福伦丹迪斯科舞厅火灾后的烧伤，以及纽约世贸中心袭击后的咳嗽（Dorn et al.，2007）。除了受伤，许多幸存者在灾后的第一天和第一周还会出现一些精神问题和躯体化症状。灾害发生后的不确定性、恐惧和一般性压力，以及由他们自己的躯体和自主神经引起的焦虑和抑郁。

精神问题和躯体症状经常密切交织在一起：幸存者试图重新掌控自己的生活，那个时候，无论医生诊断他们的问题是心理的（焦虑、抑郁的感觉）还是躯体的（颈部疼痛、疲劳）都不重要了。这些症状和问题往往被认为是异常事件中的正常反应。相比灾难后的第一周，灾难事件发生一年后出现的更多躯体健康问题主要是一些慢性躯体症状。很多幸存者在灾难发生几个月后的躯体健康情况可能会或多或少地得到缓解，其余的人可能会出现 PTSD、抑郁症，或一个广泛的焦虑症。躯体症状和 PTSD 的共病也普遍存在于受灾居民中。尽管有广泛的健康问题与创伤，但幸存者通常是可恢复的，并且大多数会在一段时间内恢复。"9·11"恐怖袭击后对于幸存者的研究中，超过一半（57%）的参与者一年内症状消失。有证据表明，人们在经历了一年中所有标志性日子（如生日、圣诞节和纪念日）后都趋于正常。灾后影响幸存者精神健康恢复的原因是复杂的。例如，是否能迅速恢复正常的生活、工作；是否及时收到补偿；任何化学物质释放及其可能对健康造成何种影响等信息是否有效传达，以及权威部门的行动是否透明。大多数的灾难幸存者并没有长期健康问题。然而，少数幸存者出现慢性症状（如疲劳、背部疼痛）和疾病（如高血压、糖尿病），通常他们将恶化的躯体健康归因于灾害暴露。

灾难之后躯体健康因素，可分为灾难发生前的因素（如人口学特征、个体特征），与灾害相关的因素（如受伤、搬迁、财产损失和私人物品等）以及灾后因素（如精神健康问题）。性别是在灾后被研究最多的一个风险因素。研究人员发现，在不同类型的灾害中，女性幸存者比男性报告了更多的躯体健康症状（Norris et al.，2006）。此外，一些研究表明，社会经济地位低下也是幸存者引发躯体健康症状的一个风险因素。例如，在土耳其地震后，幸存者受教育水平与躯体症状的发生呈负相关，这表明受教育程度较高的幸存者较少出现躯体健康症状（Karanci & RüStemli, 1995）。此外，在对一次荷兰烟花灾难后幸存者的研究中，灾后数年间，采用公共医疗保险（低社会经济地位的指标）与家庭医生观察到躯体症状这一情况密切相关（Van den Berg et al., 2009）。这些灾前的风险因素也适用于一般人群。例如，女性和低社会经济地位的个体也有着较高的风险患有与躯体相关的健康症状。尽管在一些家庭实践的研究中，老年患者会报告更多的躯体症状，但是目前仍不清楚幸存者的年龄和躯体症状之间是否确实有联系（Dirkzwager & Verhaak, 2007）。一些研究表明，在灾后，老年幸存者有更高的风险患有躯体健康症状（Norris et al., 2006），而其他的研究则没有发现这种关系（Van den Berg et al., 2008）。其他灾难发生前的人口和健康因素，如婚姻状况、宗教信仰、种族和躯体症状之间的关系目前尚未有很多的报道（Van den Berg et al., 2009）。虽然躯体症状与婚姻状况和宗教信仰之间的关系不是很清楚，但是种族这一因素似乎可以很好地预测在荷兰烟花灾难幸存者中的躯体症状。当控制了其他人口统计变量、灾难有关的因素以及精神健康问题的情况下，移民中的幸存者比荷兰本地居民可能要高两倍地出现五种甚至更多的躯体症状（Van den Berg et al., 2009）。灾难中，幸存者可能会遭受如极度恐惧、受伤、创伤后精神障碍等痛苦。在几起对灾难的研究中，一些与灾难有关的影响因素，如失去房屋、财产、亲人，对于灾难后的躯体症状来说都是风险因素（Van den Berg et al., 2005）。例如，在一起对肯塔基州洪灾幸存者的研究中，在洪灾后 18 个月幸存者躯体症状的加剧情况就与其所遭受的灾难程度有关（Phifer, 1990）。此外，一项研究对意大利 1980 年大地震 14 年后男性劳动者的躯体症状进行调查，结果显示，即使灾难已经过去了14年，这些因为地震而遭受了房屋和财产损失的人依然比那些没有受到损失的人具有更高的症状程度（Tyano et al.，1996）。灾难后的重新安置与健康问题这两者之间的关系越来越模糊。有人建议灾难后幸存者们留在当地能对他们的个体健康及成长起到保护作用，它能提供维持家庭成员凝聚的机会，同时也有助于重建工作。但是，留在灾难发生地可能会让幸存者不断地记起灾难事件，对于他们的精神健康问题是一种风险因素。在一项亚美尼亚大地震后的研究中，留下来的妇女的健康问题，包括躯体症状在内，与那些在别处重新安置的妇女没有显著差异（Najarian et al.，2001）。Bland 等在意大利地震后所做的研究表明，男性工人在重新安置后也没有发现躯体症状程度的加剧（Bland et al.，2005）。

关于灾后躯体健康的研究，还有很多需要进一步去探究的问题。第一，有必要进行更多的纵向研究，研究精神和躯体健康（躯体化症状以及疾病）的后果之间的关系。有必要收集更多灾难之前的健康信息，才能发现精神和躯体健康之间的时间关联。第二，研究工具的选取上应采用更客观的指标，比如选取更多来自临床诊断的指标，来提高研究的信效度。第三，由于灾后多元创伤的特质，PTSD 与抑郁经常以共病的形式存在，因此需要区别单一创伤与躯体健康的关系。第四，由于精神健康与躯体健康相互交织，有必要进一步区分灾后健康的模式。比如抑郁与疼痛的躯体化表达经常在灾难后长期状态下共同存在，这两者有什么区别？第五，躯体健康与精神健康之间联系的内在机制是什么？这也是一个有待回答的问题。第六，目前的研究只能得出一些相关关系，未来的研究应更多地采用严格的研究设计来提高因果推断的能力。

三　灾后物质滥用

灾后物质滥用研究的焦点是灾难是否会导致物质滥用的增加或减少。大量研究关注了居民在发生大规模暴力、恐怖主义袭击、自然灾害和技术灾害之后的物质滥用情况，但目前的主要结论是，没有迹象表明有药物（酒精、尼古丁或其他物质）滥用。在大多数情况下，只有一小部分受害者会报告物质滥用，而这可能与PTSD相关。尽管一些研究调查发现一些因素与酒精相关，而不是香烟（反之亦然），然而仍需要更多的研究来进一步检验结果的可靠性。

灾后物质滥用的患病率与共病问题得到了研究者的普遍关注。由于灾难的类型不同、采用样本不同、研究方法不同，物质滥用的患病率并没有一致的结果。综述灾后物质滥用患病率与共病的研究发现：自然灾害，暴力和恐怖主义袭击导致的灾害发生后，大量研究关注了灾民在灾后短期、中期及长期PTSD等精神健康障碍，而关于灾后物质滥用的研究相对较少。研究者对物质滥用的测量并没有标准化，研究中物质滥用的种类繁多也给精确测量带来了很大的困难，几乎所有的研究工具都采用的是自我报告的形式，未来需要更加标准化的研究工具及前瞻性的研究设计。目前的研究大多数在西方国家进行，受文化的影响，这些来自西方国家的证据可能并不适用于非西方国家。较少研究关注灾后物质滥用的长期使用情况，目前的研究不能得出灾后物质滥用使用过程变化及模式的确切结论，也没有证据表明物质滥用情况在灾后短期、中期或长期内都有显著增加。此外，研究表明，物质滥用情况的增加几乎仅限于灾难发生前已经使用酒精、毒品等情况的人，而灾难发生后只有非常小部分的比例开始使用。物质滥用随着时间的变化情况与 PTSD 类似，随着时间的推移，物质滥用的情况会降低。不同种类的物质滥用情况之间的关联是一个值得进一步关注的问题，而有多种物质滥用情况的灾民的精神健康问题是一个被忽视的问题。特别对我国来说，灾民对精神健康的忽视，物质滥用情况更多被作为一种生活方式，较少被作为一种精神健康问题来看待。一些灾民在出现了物质滥用情况增加后，并不会寻求精神健康服务，这可能导致物质滥用被扩大。

在物质滥用的影响因素研究中，大量相关变量被纳入研究设计中，这使得研究结果更加复杂。尽管目前的研究已经考虑了多种影响因素，但是并没有任何研究系统检查与工作环境相关的因素，如工作、人际关系、社会支持、工作满意度等，也较少考虑个人灾难经历、精神障碍等因素。研究发现性别、年龄、教育水平、灾难直接或间接暴露与物质滥用相关，但是并没有得出一致的结果。一部分研究采用剂量反映关系，发现物质滥用的不同程度（轻度依赖、中度依赖、重度滥用）可以在一定程度上解释不同的结果。关于物质滥用与其他精神障碍的关系有待进一步检验，一些研究发现物质滥用的人大多在灾难发生前就有一定的精神健康问题，而没有精神健康问题的人在灾难后几乎不会有物质滥用情况。未来的研究需要前瞻性的研究设计，来检验灾难发生短期、中期和长期物质滥用的影响因素。

四 抗逆力

抗逆力（Resilience）一词来源于机械力学与工程学，表达的是一个物体在受到外力产生形变没有断裂的情况下恢复到初始状态的能力，后来被用到心理学领域，表达个体在面对苦难和挫折时的适应和反弹能力（朱华桂，2012）。20 世纪 40~50 年代，研究者开始关注精神疾病的病因对其发展结果的影响，但是一些人表现出的较好的适应并没有得到较多关注。20 世纪 70 年代，一些研究者开始关注在灾难和压力下，只有一部分人发展出精神问题症状，而另外一部分人则适应。抗逆力研究进入保护因素、危险因素的作用机制研究阶段。20 世纪 80 年代后，研究者开始将抗逆力研究运用到干预研究中，目前已经进入多元、跨学科整合与实践阶段（刘玉兰，2011）。

抗逆力研究主要关注了逆境中个体的风险因素和保护因素。一个前提假设是，如果抗逆力是少数人具有的特质，那么简单的个体特征就能区分是否有抗逆力。然而大多数研究表明，抗逆力不仅与个体因素相关，还与个人应对灾难的方式、社会支持等因素相关。一项对 2005 年"卡特莉娜"飓风之后的研究发现，符合 DSM - 4 焦虑诊断标准的人群有如下特征：60 岁以下、女性、失业、未婚、大学本科未毕业（Bonanno et al.，2009）。相反，对创伤具有抗逆力的因素可能是男性、老人、高教育程度（Bonanno et al.，2007）。少数民族在大量的研究中被视为发展为 PTSD 的危险因素，但是也有研究得出不同的结果。此外，在一些国家少数民族经常与低社会经济地位联系在一起，这些报告了 PTSD 存在种族差异的研究并没有考虑到这种情况。当控制了社会经济地位时，种族对 PTSD 的影响消失。然而一项在"9·11"后进行的研究发现，华裔相对于纽约居住的其他人更具有抗逆力（Bonanno et al.，2007）。一些理论家强调社会及个人资源在应对压力的核心作用，比较有影响的是资源理论，它强调资源的改变对压力及健康的影响。社会支持经常被作为反映资源缺失的一个重要指标，大量研究表明，灾后低水平的社会支持与增加的压力及 PTSD 相关，而高的社会支持是个体抗逆力的反应（Brewin et al.，2000）。一些研究也发现个体的特征可能会影响寻求社会支持及能够获得的社会支持，这种特征包括反复地思考应对灾难的方式。失去亲人的人可能会去寻找社会支持，以应对来自丧失亲人的过分伤心，然而这种作用可能要取决于获得支持的质量，如果他们感受到的是紧张的关系、缺乏支持，这种压力反而会增加。此外，认知能力可能也是应对 PTSD 的一种保护因素，这需要进一步的数据来证明。大量研究关注了生活压力事件与 PTSD 的关系，一项对 2004 年马德里爆炸的研究发现，灾前丧亲、失业、经历事故与抑郁、焦虑显著相关，而较少的生活压力与抗逆力相关（Gabriel et al., 2007）。

抗逆力对干预及政策的启示在于，通过挖掘保护因素的影响，促进个体、家庭、社区应对灾难抗逆力的形成。灾难发生后，应第一时间提供紧急救援，满足个体基本生活及安全的需要。灾后应尽快帮助灾民重建家园，帮助其恢复正常的工作及生活，减少负面情绪的影响。同时应提供全方位的社会支持，避免由于救灾物资发放不均等产生的新的矛盾。目前关于抗逆力的研究还存在一些争议和不足，抗逆力理论中风险因素、保护因素的不一致，造成比较研究的困难。未来关于抗逆力的研究应是跨学科的，多元和整合的，集合多种研究方法，从个体、家庭、社区整个生态系统的视角，促进个体及群体抗逆力的提升。

五 灾后医疗救助政策

灾后医疗救助主要表现在政府通过专项拨款、社会筹资等多种途径，对灾民进行医疗费用补助、心理救援。目前，国外提供基本社会医疗救助制度的形式有三种：一是提供社会医疗救助金，给救助对象以经济补偿；二是给医疗机构一定的经济补贴，使其直接减免救助对象的部分医疗费用；三是由社会医疗救助机构举办专门的医疗机构，免费为救助对象提供医疗服务（姚岚等，2011）。具体到灾难医疗救助方面，各国都建立了完善的法律、制度作为保障。

此外，各国还非常重视灾后心理救援工作。美国联邦政府的《美国国家应急反应框架》明确了政府、非政府部门、社会各界的角色定位，建立了一个全方位、多主体的综合性应急支持系统。此外，美国政府每年投入大量资金，用于资助灾难精神卫生研究，致力于改善灾难事件对受难者的心理影响。"9·11"事件至今，美国政府一直在支持相关的研究机构对受灾者的精神健康状况进行评估、追踪研究。日本早在 1961 年就出台了《灾害对策基本法》，之后陆续出台各种法律法规，构建了完整的防灾减灾法律体系，其中明确规定了心理援助在灾后援助中的重要作用。日本阪神大地震后，受灾严重的兵库县开始了长达 10 年的重建工程"不死鸟计划"，包括"紧急—应急对应期""复旧期""复兴前期"和"复兴后期"四个阶段。日本政府建立了心灵创伤治疗中心，同时设置心灵创伤治疗研究所，对心灵创伤及创伤后应激障碍等进行调查研究。2005 年，"7·7"伦敦系列爆炸案事发后，首相府迅速做出反应，数分钟后便启动了预算为 20 亿英镑的反恐怖预案；事发后不到 12 小时，伦敦已恢复正常，13 条地铁中有 5 条已恢复运营，而路面的公共汽车线路从爆炸发生 10 多个小时后就开始恢复运营。1992 年，联合国专门成立应对自然及人为灾难的人道援助协调厅，同时出版了《紧急状态下精神卫生和心理援助方案》，针对遭受自然灾害、恐怖主义、战争、贫困、饥饿等影响的国家和个人，对于国家层面的灾后心理援助提出了指导建议和最低标准，同时通过联合国各常设机构，对受灾国家提供针对不同人群的心理援助（姚岚等，2011）。

20 世纪七八十年代，灾难心理救援在我国才起步。"非典"事件后，政府加快了相关灾难救助政策文件的出台。《国家突发公共事件总体应急预案》规定为灾难伤亡人员和应急处置、救援等相关工作人员提供心理及司法援助。《关于进一步加强精神卫生工作的指导意见》明确灾后心理干预工作的内容，降低灾后精神疾病的发生率。汶川地震后，国务院发布的《汶川地震灾后恢复重建总体规划》第 12 章表示，"精神家园的恢复重建，要加强心理疏导"；"实施心理康复工程，采取多种心理干预措施，医治灾区群众心理创伤，提高自我调节能力，促进身心健康"。由国家统一部署，相关法律法规提供保障，整合从业人员的力量，建立心理援助的长效机制是震后心理工作的主要方向（廖晓明等，2009）。目前，我国灾后心理救援仍面临一些问题：例如，缺乏法律和制度保障；条块分割严重，缺乏健全的应急系统进行统一组织协调；社会主体参与度比较低，志愿者、草根组织力量薄弱；媒体宣传不到位，缺乏行业道德素质；灾难心理救援队伍建设不足；等等。

第三节　PTSD 相关研究

PTSD 是本书关注的重点，下面我们将从 PTSD 的理论研究、患病率、测量工具、影响因素、发展结果、干预治疗几个方面综述目前关于 PTSD 的研究成果。

一　PTSD 理论研究

压力反应理论：Horowitz 作为 PTSD 研究的先驱，长期致力于和创伤与失去相关的想法、图像、情绪的研究（Horowitz，1976，1986）。他的理论植根于对丧亲者正常与非正常的心理反应，强调人们发展出来的个体形象的世界。他认为，在创伤情况下，人们一方面压抑创伤信息；另一方面反复唤起创伤记忆，当代表自己及未来目标的记忆结构能够适应这些新数据信息时，意味着创伤过程的完成，而处理过程的失败则使持续的创伤反应继续表现为记忆的唤起和回避。

但是他的理论没有涉及创伤记忆的一般情况与病理表现的区别、创伤反应的个体不同、之前的创伤反应、环境因素的角色（如创伤诱因和社会保护）、如何区分回避型的缓解和症状的缓解（Litz，1992）。

破碎假设理论：Janoff-Bulman 认为影响创伤反应的假设为，世界是慈善的、世界是有意义的、自我是有价值的，而创伤事件可能会破坏我们对自我及世界的这些假设（Janoff-Bulman，1992）。Bolton 和 Hill 认为，个体在面对世界的时候，他们必须有一种信念，即自我有充足能力、世界是可预测的、世界能足够满足我们的需要，而创伤事件的不可预测、不愉快及无助感挑战了这些信念（Bolton & Hill，1996）。根据这些假设，有更多积极经历的人们将会有更多的积极假设，也应该是创伤事件中受影响最大的。事实上，之前经历过创伤事件的人更可能产生 PTSD（Brewin et al.，2000）。由于经历过创伤事件的人们至少会失去他们对世界的一些积极方面的错觉，所以这是令人困惑的。针对此，Janoff-Bulman 提出了两个可能的解释：第一，那些有更多积极假设的人开始会有很多的压力，但是他们恢复得也更快，但是这个还没得到实证证明；第二，之前的创伤将使受害者难以重建一个稳定的内心世界（Janoff-Bulman，1992）。

条件理论：Mowrer 的双因素学习理论指出，通过条件反射，最初阶段的害怕会以刺激的方式表现在创伤情况中，这将使他们通过与非条件刺激的联系获得害怕（Mowrer，1960）。Keane 等提出刺激将通过刺激的类化和更高的条件提升唤起害怕的能力（Keane et al.，1985）。然而，条件理论并没有把 PTSD 与其他的焦虑障碍区分出来，它只是提出了一些 PTSD 特征的有力解释，特别是潜在创伤的唤起、通过这些提醒带来的心理及情绪的唤起、回避在保持 PTSD 中的核心作用。此外，该理论在解释一些问题时是无力的，比如，重新唤起症状的本质、对注意力及记忆的作用、情绪而不是害怕的影响、评估及应对策略的角色。

信息处理理论：创伤事件在记忆中存在一些特殊之处，如果它不能以合适的方式得到处理，精神上的病理将产生。Lang 认为，害怕的行为依赖于在一个认知框架之内的刺激和反应的关系，那些有焦虑障碍的病人所有不稳定的害怕记忆容易被唤起。一旦害怕被唤起，同样心理反应的经历将根据之前的记忆做出意义上的判断（Lang，1979）。此理论对于如何用什么样的认知结构及信息对创伤事件的发生及处理做出反应提供了帮助，特别为基于理论的干预提供了参考。它的局限在于无法解释一个记忆如何能够对生理唤起产生反应，也无法区分一般的创伤记忆与病理的记忆，或者无法说明创伤后的情绪和信念与 PTSD 的风险之间的关系。同时，记忆能被额外的矛盾信息所唤起或改变，这与最新从动物实验得出的害怕条件结果也不一致。

焦虑理论：Jones 和 Barlow 发现有一些造成疼痛的病因同样也存在于 PTSD 中，也就是说疼痛与创伤的病理体验存在相似处（Jones & Barlow，1990）。在 PTSD 情况下，人们的焦虑是从真实的创伤开始，其基于他们如何想要去避免悲伤的自我认知和心理诱因。他们同样认为，应对方式和社会支持，如在其他焦虑障碍中起的作用一样，它减轻了个体对 PTSD 的表达。此理论强调 PTSD

和其他焦虑的相似性，但是忽视了 PTSD 的特点，它没有讨论从灾难事件的结果中引起的情绪和认知的角色变化。

小结：这五种理论又可以分为三类，社会认知模型、条件模型、信息处理模型。社会认知模型包括压力反应理论、破碎假设理论（Brewin et al.，1996），它主要关注创伤对现有心理结构、内在机制处理与之前有矛盾的信念的改变过程。条件模型则关注刺激与反应的关系及回避行为。信息处理模型关注编码库、与害怕减少的回忆和他们与刺激、反应的关系。以三类模型为参考框架，所有理论和大多数现有的实证结果相符合，并为理解和研究 PTSD 提供了视角。社会认知模型提供了创伤引起的情绪和信念的范围以及长期调整的过程，但是其没有区分 PTSD 和其他反应，比如抑郁的差别，也没有解释创伤唤起的自然反应。条件模型提供了创伤如何提供一种能力，使逃避成为脱离害怕的关键因素，但是它受制于当前的认知模块在解释 PTSD 症状与数据的能力，特别是在解释和信念有关的及感知到的害怕方面。信息处理模型提供了创伤事件对注意力的影响及如何颠覆假设、增加潜在创伤的唤起，但是它没有解释情绪对社会情境的重要性不是超越害怕的恐惧及信念。所有这些早期的理论，受制于早期对创伤、记忆、PTSD 的少量的公开研究。

近年来，在治疗和预防 PTSD 过程中，临床研究者提出了一些新的理论，包括情绪处理理论、双重代理理论、认知理论。

情绪过程理论：Foa 等人讨论了 PTSD 和创伤前、创伤期间、创伤后之间的关系，认为个体之前有更多的创伤经历，也更容易出现 PTSD，另外，过分强调反应和行为的负向评估可能加剧不称职的信念（Foa & Riggs，1993）。Foa 和 Rothbaum 阐述了能够用于暴露治疗的一些原理：第一，重复体验可以加强对害怕的体验，抵制那些永恒的创伤记忆；第二，组织创伤记忆的回避性被负向加强；第三，合并安全的信息到创伤记忆中；第四，创伤能和其他的灾难事件分开，它只是一个个案，而不代表一个危险的自己和一个不称职的自我；第五，创伤提供了自我面对挑战展示勇气的可能性；第六，重新考虑事件的细节，病人可能发现与事实不一样的地方从而拒绝负向评估；第七，严重的事件可能打乱记忆的认知程序，从而产生一种精神游离的状态（Foa & Rothbaum，1998）。总的来说，暴露被认为存在一些分离效应，一些可以相对自动地减少焦虑、改变记忆机构；一些可以对行动和事件进行积极的评估。

此理论关注了 PTSD 的众多主要方面，为治疗及临床的概念化提供了有价值的参考。但是，目前还没有证据表明，创伤记忆结构的改变能够改善治疗的效果，联想网络模型是否能够为相对矛盾的现象提供充足灵活的结构也不清楚。

双重代理理论：Hart 等认为有两个记忆体系，当创伤记忆从正常的记忆系统中分离的时候，精神病理的反应将上升，恢复则伴着这些记忆回归到正常的记忆中（Hart & Horst，1989；Terr，1990）。根据 Brewin 的观点，两个记忆系统同时工作，但不同的时间一个将优先于另一个（Brewin et al.，1996）。基于此理论的一种假设是，PTSD 是一种混合失调，包括两个分离的精神病理过程，一个伴随着负向信念和它们伴随的情绪的解决；另一个伴随着病理性重现的管理，而恢复则依赖于这两个过程的结果。暴露治疗试图产生新的模式和规则，使它们成为创伤经历的一部分，治疗的这一步需要特别谨慎，因为改变的过程是自动的。

此理论关注了记忆、情绪、评估，而很少讨论 PTSD 的其他特点，比如条件的增加及情绪的麻木。该理论促进了认知心理学和认知神经科学的结合和进步，产生了一些独特的预测。临床及计算机模拟研究也得出一些结果支持了该理论，研究者认为代表创伤的图像及视觉过程可以与口头的创伤记忆相分离。

认知理论：Ehlers 和 Clark 关注 PTSD 的悖论，为什么发生过去的灾难，让病人对未来感到焦虑（Ehlers & Clark，2000）。研究者认为，当个人把创伤信息对现在的威胁扩大到对自身及世界的威胁时，精神病理反应将提升。这导致了负向的创伤评估及负向的创伤记忆。Ehlers 和 Clark 提出了大量关于之前的创伤如何影响创伤记忆的假设，而认知心理学家区分了数据导向的过程和概念化的过程（Roediger & McDermott，1993）。此理论为当前对 PTSD 的治疗提供了最详细的模型，它详细地解释了影响 PTSD 过程的负向情绪产生过程及认知应对因素，并被实证研究支持。但被很多研究者提到的两个问题是：第一，创伤过程的测量与侵入型记忆相关，然而当试图让参与者通过材料形式的时候是无效的（Holmes et al.，2004；Murray et al.，2002）。第二，认知过程的评估是相对复杂的，测量并不总是相关的。数据导向的研究及认知心理的概念化过程限制了参与者用相对简单的语言和材料来表达（Roediger & McDermott，1993）。

这些理论存在很多交叉部分，它们作为一个体系共同推动了影响 PTSD 的重要因素的发现，它们对于理解这些因素如何影响编码、记忆功能的改变、评估、应对策略、认知方式、之前创伤暴露及信念的重要性等很有意义。理论之间的差别在于它们对创伤如何影响记忆、对记忆带来的改变及这些改变如何影响恢复等。

本书在以上理论的指导下，主要关注创伤暴露、个体因素、社会支持等不同方面对 PTSD 产生、发展及保持的影响。

二 PTSD 的患病率

研究证明，PTSD 是灾害之后常见的心理障碍（Norris et al.，2002），也是创伤事件后精神病理学研究的核心（Breslau et al.，2002）。现代社会生活环境的复杂性，使暴露在灾难事件中成为一种很常见的现象。美国一项国家调查显示 15% 的女性和 19% 的男性在他们一生中会暴露在灾难事件中（Kessler et al.，1995）。依据灾害的不同来源，PTSD 患病率从技术性灾害中的 0.4% ~44.6%，到人为灾害事件中的 4% ~47%，再到自然灾害后的 3.7% ~87% 不等（Altindag et al.，2005；Neria et al.，2008；Resick，2001）。这些差异可能部分来源于不同的研究设计、测量工具、样本人群、个人经验、灾害性质、数据收集时间、社会文化以及流行病参数。

PTSD 症状在地震经历者中普遍存在，其患病率为 10% ~87%（Altindag et al.，2005）。从汶川地震对灾民精神健康影响的研究中发现，不同研究报告的 PTSD 患病率存在很大差异。一项采用 PTSD 自评量表对地震一个月之后 430 名受灾者的研究报告显示，62.8% 的人符合 PTSD 的评判标准（Wang et al.，2011），另一项用 IES - R 量表对 1563 名受灾者的研究发现，地震后 2 个月和 3 个月 PTSD 的患病率分别是 43% 和 38%（Wang et al.，2009a；Wang et al.，2009b）。Kun 等在震后 3 个月对地震严重影响的北川和阆中地区的 1002 名受灾者进行的调查发现，受灾最严重的北川地区 PTSD 的患病率达 45.5%，比较严重的阆中地区 PTSD 患病率为 9.4%（Kun et al.，2009a）。在震后一年的研究中，一项通过 PTSD 检查清单对 1195 名受灾者的调查发现，PTSD 的患病率为 26.3%（Liu et al.，2012；Zhang，et al.，2011），而另一项通过事件影响量表（IES - R）对 270 名羌族女性的调查发现，PTSD 的患病率为

52.2%。由此可知，即便在同一个灾难群体中，不同的抽样方法、筛查时间、研究设计，得出的结论也有很大差异。

　　PTSD 具有长期性，且症状水平随着时间增加而逐渐降低。地震创伤后精神症状将会长期存在，并且和地震中的损伤与失去相关（Bland et al.，1996）。1989 年澳大利亚纽卡斯尔地震 2 年后，那些 6 个月时有 PTSD 症状的幸存者，其中 48% 仍有 PTSD 症状（Carr et al.，1997）。一项研究发现土耳其地震 3 年后，PTSD 患病率仍高居 11.7%（Onder et al.，2006）。此外，关于创伤后精神健康的纵向研究发现，精神障碍患病率随着时间下降，18 个月时处于一般创伤相关的患病率水平（Carr et al.，1997）。另一项关于土耳其地震灾难的纵向研究报告发现，震后 1 个月 PTSD 患病率为 42%，震后 13 个月患病率为 23%，震后 13 个月 PTSD 的下降与好的居住状况及充足的社会支持与卫生服务有关（Altindag et al.，2005）。国内对于地震后幸存者长期精神状况的研究较少，一项对张北地震后灾民的追踪调查发现，灾民的 PTSD 患病率震后 9 个月比震后 3 个月更高，但从目前汶川地震的相关研究结果来看，PTSD 的患病率随着时间逐渐下降（Wang X. et al.，2000）。因此，PTSD 随时间波动的不确定性使研究者需要对其趋势变化进行长期观测和研究，从而为促进恢复率、降低慢性率的干预措施提供参考。

　　总的来说，灾难经历者精神病理患病率报告的不同，部分源于不同的研究方法，地震影响的不同程度，地震发生和数据收集之间的时间间隔，抽样方法及样本选择，还有不同的测量工具及诊断标准。汶川地震作为毁灭性地震，影响范围大，人员伤亡及房屋倒塌都给灾民带来极大损失，其长期影响应引起研究者及相关部门的重视。本书将报告汶川地震后 2~44 个月五个时间点上灾民 PTSD 的患病率，并描述其在不同人群中的变化趋势。

三　PTSD 的测量工具

有效的 PTSD 测量工具对研究结果的说服力至关重要。目前用于测量 PTSD 的工具有，事件影响量表（Impact of Event Scale，IES），PTSD 检查清单（PTSD Checklist-Civilian Version，PCL – C），创伤筛检问卷（Trauma Screening Questionnaire，TSQ）等。IES 为自评量表，是在精神疾病诊断与统计手册第三版把创伤后应激障碍纳入之前编制的，它包括 15 个症状条目，闯入和回避 2 个症状因子。PCL – C 由美国创伤后应激障碍中心编订，包括 17 个条目的症状描述（魏玉兵等，2011）。TSQ 包括从 PTSD 症状测查量表（PTSD Symptom Scale – Self-Report，PSS – SR）中的 10 个对创伤事件重现及高警觉症状的测量条目（Foa et al.，1993），回答者指出他们在过去一周内是否至少两次经历了每种症状。一项综述性研究比较和评价了所有测查 PTSD 的工具，IES 和 TSQ 不仅在不同的独立样本中得到验证，且在创伤事件一年内进行过验证，均被认为信效度较好（Brewin，2005）。

好的测量工具在符合较好的信度和效度的基础上，还要内容短小，语言通俗易懂，容易让被访者理解和接受，且利于项目管理。同时，它需包含进行精确的个案鉴别的最少条目，不需要回答者考虑太多的合适的等级划分。考虑到以上的规则，IES 有很好的敏感度和特异性，且中文版的事件影响量表（Impact of Event Scale-Revised，IES – R）量表已经被广泛运用在心理测量中（Wu & Chan，2003）。本书也将采用 IES – R 作为测量 PTSD 的评价工具。

四 PTSD 的社会心理学影响因素

识别 PTSD 的危险因素，对于理解和预防精神障碍非常重要。大多数精神障碍的病因都基于素质压力模型（Zubin & Spring, 1977），在这个框架内，灾难暴露和个人特征相互作用从而激活了一种应对由于环境变化所产生的压力、疾病的素质。创伤事件后，大多数个体会基于自身、个人发展史、未来期待及生理因素综合发展一种压力（Ursano et al., 1992）。就压力的特征来说，以往研究发现压力与 PTSD 之间存在一定的剂量反应关系，一种观点认为两者存在线性关系，压力越大，PTSD 的风险也就越高；另一种观点则认为两者存在非线性关系，不同的创伤事件中，压力对 PTSD 影响的路径也不一样。由于压力的难以衡量性及复杂性，人们很难得知在创伤事件发生之后，有多少创伤压力来自本次的创伤事件，另外，即便面对同样的创伤暴露，对于一些人来说更容易发展为 PTSD，而另一些人则不会。在这种情况下，单纯的对压力的测量即便非常客观仍显得意义不大，因为对易受创伤攻击的人来说，即便很少的压力也可使他们发展为 PTSD（Philip & Yehuda, 1999）。因此从素质特征的考量成为目前对 PTSD 影响因素研究的关注点，主要包括以下几个方面：人口学信息方面，比如性别、创伤发生时的年龄、社会经济地位、教育、民族等。创伤前经历，如创伤史、精神病理史、儿童期受虐史、儿童期负向生活事件、家族精神病史等；创伤的经历，如创伤严重程度、急性压力障碍、高心跳率等；创伤后经历，如社会支持、生活事件压力等（Bryant, 2003；Chen et al., 2007；Galea et al., 2005；Kulkarni & Pole, 2008），具体分类描述如下。

社会人口学信息方面：以往研究对创伤经历者的性别、年龄、民族、教育程度、社会经济地位对 PTSD 的影响进行了探索。性别与 PTSD 的相关结果是不一致的，一些研究发现女性是高危人群，一些研究发现男性是高危人群或者不同性别的 PTSD 没有差异，同时，性别带来的差异也更依赖于事件的特点（Gleser et al.，1981）。对年龄效用的检查发现，中年人是 PTSD 的高危人群（Green et al.，1996），这组人群在灾难事件中担负着子女和父母的双重责任，这使他们面对压力时更加脆弱。民族和种族在灾难事件中很少被讨论，即使有研究涉及，但由于没有考虑社会阶层因素，得出的结果也比较混乱（Green，1996）。种族及文化的差异对结果的影响依赖于灾难的特点及意义（Norris，1992）。对教育程度、职业、创伤前的心理问题等的研究均没有很一致的结果，这些方面都需要进一步去研究发现。

暴露方面：对灾难事件的暴露程度是通过灾难对生活的威胁、至亲的丧失、财产的损失、社区的破坏、暴露在死亡中等形式与心理问题的风险相联系。创伤事件的这些方面可能集合成一种资源的丧失使个体暴露在事件中，或者导致个体质疑他们对脆弱性的基本假设。美国"9·11"事件之后的研究表明，不论直接暴露还是间接暴露都对不同的人群有影响（Piotrkowski & Brannen，2002）。关于地震灾难的研究发现，人员伤亡、房屋倒塌等直接或者间接地影响了灾民的精神健康情况（Fan et al.，2011）。

健康习惯方面：考察灾难后健康习惯对 PTSD 的影响，主要关注了灾后物质滥用即饮酒及抽烟状况对 PTSD 的影响。已有研究对饮酒与 PTSD 关系的结果是不一致的，不同的物质滥用情况预测了不同的 PTSD 症状（Shipherd et al.，2005）。关于日本地震后饮酒状况的研究表明，地震后在受灾最严重的地区出现了饮酒消费的下降（Shimizu et al.，2000），当然这样的结果可能存在一些混杂因素（如地震破坏了当地的供给系统或者消费能力的下降等），因此还有待进一步讨论。关于抽烟与 PTSD 关系的研究发现，在 PTSD 症状者中抽烟的比例更高、剂量也更大，但是抽烟与 PTSD 的关系由于受混杂因素的影响，仍然需要进一步探索发现（Fu et al.，2007）。

社会支持方面：社会支持对 PTSD 的影响有两个方面：一方面，社会支持通过受灾之后为个人提供各种资源和支持，从而缓解 PTSD 的发生；另一方面，个人通过亲戚、朋友、邻居、社区的人间接地暴露在灾难中，从而加剧 PTSD 的发生（Duarte et al.，2006）。社会支持的及时性和有效性将间接影响受难者的反应，尽管社会支持在一定程度上使受难者受益，但是短时间、大规模地提供支持将给他们带来压力，同时资源的不公平分配也会成为对他们的二次伤害。另外，社区层面的变量也会成为灾后 PTSD 发生的因素，比如社区资源的损坏、大量的人员伤亡等。

此外，震后心理压力还和灾民在地震中的暴露强度、受到的威胁伤害、离震中的远近、生活及社会关系遭受的破坏、先前的精神问题历史及经济损失有关（Breslau，2001；Kilic & Ulusoy，2003；Lewin et al.，1998；Perkonigg et al.，2000；Durkin，1993）。关于汶川地震对幸存者精神健康的影响研究发现，PTSD 的危险因素包括女性、老年人、低收入、少数民族、低教育程度、居住在临时房屋或板房、家庭成员的伤亡、房屋损坏等。在多变量分析中，两周患病率，有无固定收入，精神卫生服务支持情况，家庭成员的死亡、受伤及失踪情况，是否目击他人死伤与 PTSD 存在高相关（Wen et al.，2012）。已有研究中震后 PTSD 的影响因素为本书的探索和分析提供了参考，本书将纳入地震经历者的社会人口学信息、暴露、健康习惯、社会支持等变量。

总的来说，关于 PTSD 影响因素的研究表明，尽管有很多危险因素被确定（Brewin et al.，2000；Ozer et al.，2003），但是大多数因素对于预测能否发展为 PTSD 仅有很小的效用（Brewin，2005；Brewin et al.，2000）。小的效用值、前瞻性研究的缺乏、现有研究结果的不一致（Bryant，2003；Liberzon et al.，2006），使得研究者相信一定有其他的危险因素或者并发症值得进一步被发现（Brewin et al.，2000）。本书也将在汶川地震受影响的灾民中进一步挖掘影响 PTSD 的因素。

五　PTSD 的发展结果

PTSD 不仅给个人身心健康带来极大危害，也给社会和家庭带来很大负担。PTSD 经常伴随抑郁、物质滥用、一种或多重的焦虑障碍（Regier et al.，1998），原因可能是之前的精神障碍增加了产生 PTSD 的风险，另一种可能是 PTSD 增加了后来发生精神障碍的可能（Kraemer et al.，1997）。一项基于成本效益分析的研究，分析了精神障碍对误工、工作效率低下的影响，结果显示，PTSD 对工作损失的影响与抑郁对工作损失的影响相似（Kessler & Frank，1997）。Breslau 等人估计，PTSD 将造成每个月大概 3.6 天的工作损失，为美国每年带来 30 亿美元的经济损失，包括患者的生理残疾、自杀企图、患精神或者躯体疾病的危险性显著增加等（Breslau et al.，1998）。此外，PTSD 还影响患者的很多生存发展机会及社会角色，如教育实现、经济收入、职业发展、家庭社会功能的丧失等（Kessler，2000）。目前，我国还没有关于 PTSD 疾病负担的相关研究。PTSD 对家庭、社会带来的严重影响，也使我们有必要进行灾后与 PTSD 相关的健康研究，汶川地震后 PTSD 对灾民健康造成的长期影响结果也有待笔者进一步报告。

六 PTSD 的干预治疗

对 PTSD 的干预治疗包括干预、基于创伤的治疗、技能训练、增加资源、基于生命历程的个体发展及综合干预等多个方面。干预治疗形式主要包括认知行为治疗、药物治疗、其他形式的治疗。认知行为治疗包括认知、暴露、眼动脱敏加工等几种形式。认知行为治疗被认为是在治疗 PTSD 及创伤造成伤害中最有实证依据支持的方法。一项合并了认知行为治疗及一般干预手段的干预研究发现，这显著降低了 PTSD 及睡眠障碍的发生比率（Ulmer et al.，2011）。Kar 综述了在人群中进行 PTSD 治疗的认知行为疗法的有效性，得出认知行为治疗在不同的文化中，对儿童到成人的慢性及急性 PTSD，都是一种有效安全的措施（Kar，2011）。但此种研究存在的局限性是，失访率可能高达 50%。

此外，电子健康干预（E-health Interventions）成为近年一个关注点。电子健康干预是基于电脑或者电子终端的视频、录音、短信的在线治疗，也包括通过社交网络、个人手机、日志、共享视频及播客的模拟虚拟治疗。电话电视会议被认为是基于个人拥有诸多优势的一种干预形式，它降低了病人及服务提供者的费用。基于网络和多媒体技术的干预能为大量潜在匿名的、易进入、少歧视的自我管理服务成员、病人及其家庭提供丰富的专家资源（Bush et al.，2011）。

在我国，基层医疗服务中很少提供针对心理健康的治疗，由于对精神相关疾病污名化、躯体化等产生的效应，精神健康相关的筛查很难进行，而基于社区的干预还处于相对空白状态。四川地震后多支心理咨询队进驻灾区，但由于缺乏经验、且组织相对混乱，一度出现"防火、防盗、防心理医生"的尴尬境地，随着地震相关的报告退出公众视野，心理支持团队也相继从灾区撤离，而地震造成的 PTSD、抑郁及其他精神创伤的影响可能是长期的，与之相关的心理服务系统对灾民长期健康状况的预防、干预、监测和关注是必要的。

第四节　抑郁相关研究

灾后抑郁常与 PTSD 作为共病出现，下面笔者将从抑郁的理论研究、患病率、测量工具、影响因素、发展结果、干预治疗几个方面综述目前关于抑郁的研究成果。

一　抑郁相关理论

长期以来，人们试图对抑郁心理的发生过程进行解释，在各种理论中，比较有代表性的有精神分析理论、行为主义理论、认知理论、信息加工理论、素质—压力理论等（曾会珍、金一波，2008）。

精神分析理论：卡尔·亚伯拉罕最先从精神分析的角度对抑郁进行系统性的解释，认为抑郁源于充满暴力的愤怒，主要来自童年的创伤，只有分析这些创伤，才能缓解它对人的深远影响（李海红，2011）。弗洛伊德发展了亚伯拉罕的观点，强调爱以及情感的丧失在抑郁形成中的作用。他认为，当情感丧失发生后，它会造成各种内部的心理变化，导致严厉的、不合理的自我批评和自我惩罚，从而最终导致抑郁的形成。Rado 补充了弗洛伊德的观点，强调自尊在抑郁中的作用。他认为抑郁是个体在遭受重大的丧失后，为重新获得自尊而产生的自我惩罚。以弗洛伊德为主的精神分析理论对抑郁的理论探讨产生了持久的影响。

行为主义理论：行为主义强调，社会强化这一外在因素对抑郁形成的影响，倾向认为，抑郁产生于个体未能在与他人的社会交往中得到肯定性的强化。由于未能得到这种肯定的强化，个体便缺少与他人交往的社会技能，结果又导致肯定强化的减少，如此循环，从而容易诱发抑郁（曾会珍、金一波，2008）。

抑郁的社会认知理论：社会认知理论以 Beck 与 Abramson 为代表人物。Beck 在 20 世纪 60 年代提出了抑郁的认知理论。其中的"认知"指认识活动或认识过程，包括信念、思维和想象。Beck 认为自动思维是抑郁的重要特征，抑郁是消极性认知的结果，相同的环境刺激，对不同的个体会产生不同的影响（杨青，2004）。人们之所以形成抑郁，是因为他们用消极的方式来解释自己的体验。1977 年 Beck 创立了抑郁症的认知行为疗法，并逐渐形成抑郁症的认知理论模型，引起了心理科学工作者的广泛研究。

随后很多社会心理学研究者对抑郁症的认知理论进行了深入的研究，他们发现，抑郁症的认知理论还存在很多的问题。在众多研究的基础上，20 世纪 80 年代末期，Beck 对自己的认知理论做了修正，Abramson 等人提出了抑郁症的社会认知理论。他们认为，抑郁症的病因学是由两方面的因素决定的，一是认知因素，即个体本身所具有的易产生抑郁症的认知倾向性因素；另外一个是社会应激因素，即消极的生活事件，如重大的灾难、日常生活烦恼、长期的适应不良等。他们认为，认知因素与应激因素是以一种交互作用的方式对抑郁症的发生、发展起作用，即单一的认知因素或应激因素并不能导致抑郁症的产生。同样地，仅仅是应激因素也不能对抑郁症状的产生起作用（杨青，2004）。另外，Abramson 还指出，不是所有的消极生活事件都会导致抑郁症的产生。该理论的提出使抑郁症的认知、社会心理因素研究得到了很大的发展。

抑郁的信息加工理论：抑郁是通过对信息的编码、储存、表征及反应来发生的。此理论假定抑郁患者在加工信息时，常常倾向过滤积极信息而夸大负面信息，对事件进行负面、歪曲地编码；在心理表征方面，归因方式也存在问题，把正性事件归因于外部的、不稳定的因素，而把负性事件归因于内部的、稳定的因素（曾会珍、金一波，2008）。

素质—应激理论：该理论最早由精神病学界提出。1963 年，Bleuler 和 Rosentha 提出了精神分裂症的素质—应激相互作用理论，认为精神分裂症的发病是由病人本身的素质性因素与环境应激因素相互作用而引起的，即应激激发抑郁素质，把患病的潜在倾向转化为现实。但这里的素质性因素只局限于基因等生理方面的因素（李婷等，2005）。

Monroe 和 Simons 提出了关于素质—应激的三模式理论，认为抑郁素质与应激二者在抑郁中可能有三种模式：一是素质和应激共同构成抑郁产生的必要条件，二者缺一不可；二是素质是抑郁产生的唯一必要条件，应激是影响较小的因素，是抑郁素质的一个结果或者是抑郁产生的一个结果；三是抑郁产生的唯一必要条件是压力，抑郁产生的唯一必要条件是应激。特定的应激是引发抑郁的基本要素（刘小溶，2011）。此观点为抑郁影响因素的研究提供了一种新的模式和思路，指出了产生抑郁的多种可能的机制及多元化的影响因素，使得抑郁研究趋于全面化。

这里的素质性因素主要分为两大类：一是生物素质，包括家庭遗传以及一些与抑郁有关的生理学方面的素质；二是认知心理因素，如自我概念、认知评价、应对方式、成就动机等。在同一种压力条件下，有的人可能表现出较为严重的抑郁，有的人则相反，这是由不同个体具有的不同素质决定的。应激性因素则是各种社会刺激，如灾难性生活事件、日常生活事件等。

二　抑郁的患病率

抑郁的患病率高，是造成其他躯体疾病的原因之一，不同国家和地区抑郁的终生患病率存在差异，从日本的 3% 到美国的 17%，大多数国家普通人群抑郁患病率为 8% ~12%（Andrade 等，2003；Kessler 等，2003）。中国精神障碍的患病率近年来持续上升，精神疾病负担在疾病总负担中居首位，重性精神病患病率由 20 世纪 50 年代的 2.7‰、70 年代的 5.4‰，上升到 80 年代的 11.4‰，以及 90 年代的 13.47‰。然而目前，我国还没有全国范围的精神障碍调查。已有研究在抑郁发病率的报告上存在差异，对广西壮族自治区的 18219 名城乡居民的调查发现，重症抑郁的患病率为 5.3%（韦波等，2010）；对河北省 24000 名 18 岁以上人群的调查发现，重症抑郁患病率为 2.7%（栗克清等，2007）；对浙江省 24000 名 15 岁以上人群的调查发现，抑郁重症患病率为 4.3%（石其昌等，2005）；对山东省 22718 名 18 岁以上人群的调查发现，重症抑郁患病率为 1.5%（张敬悬等，2010）。国内外抑郁患病率的差异与民族、社会文化、方法学、诊断标准、认知水平等因素有关。

我国关于灾后抑郁的患病率研究不多，一项对汶川地震 6 个月后 2250 名青少年的研究发现，抑郁的患病率为 24.5%（Fan et al.，2011）。另一项对汶川地震后 1482 名成人的研究发现，在丧亲与没有丧亲的人中抑郁的患病率分别为 64.8% 和 45.5%（Chan et al.，2012）。目前尚没有针对汶川地震后多个时点的居民抑郁患病率变化趋势报告。本书将对震后 2 ~44 个月五个时点上两个受灾地区居民抑郁的患病率变化进行描述。

三 抑郁的测量工具

国内的研究者常用自评抑郁量表（Self-rating Depression Scale，SDS）、症状自评量表（Symptom Checklist - 90，SCL - 90）、流调中心抑郁量表（Center for Epidemiologic Studies Depression Scale，CES - D），另外有研究者也自编和修订了一些抑郁评定量表。SDS 是美国教育卫生部推荐用于精神药理学研究的量表之一，含有 20 个症状项目，分为 4 级评分。SDS 的特点是使用简便，并能相当直观地反映抑郁患者的主观感受，它主要适用于具有抑郁症状的成年人，特别是门诊及住院患者，但是对严重迟缓症状的抑郁，评定有困难，同时 SDS 对于文化程度较低或智力水平稍差的人使用效果不佳（张铭等，2006）。抑郁症状自评量表（SCL - 90），包括 13 个抑郁症状的条目，分为 5 级评分，反映与临床上抑郁症状相联系的特征（格桑泽仁等，2003）。CES - D 由美国国立精神卫生研究所编制，包含了 20 个条目的抑郁症状（张宝山、李娟，2011）。不同的测量工具会对研究的结果带来一定的偏差。研究者在对比了 17 项从 2001 年到 2010 年在中国 17 个省市的共 17 万居民中进行的重症抑郁的研究文献后发现，不同的测量工具对重症抑郁的诊断结果存在显著差异（Gu et al.，2013）。流调中心抑郁量表，已在多个国家进行了翻译并使用，具有较好的信度和效度，并且在我国农村成人群体中也被验证具有良好的信度和效度（韩梅、贾存显，2012），因此本书采用 CES - D 对抑郁进行测量。

四 抑郁的社会心理学影响因素

抑郁的影响因素包括个体自身的社会人口学特征、生活事件、应对方式、社会支持等。国外多项研究显示，女性的抑郁患病率高于男性，教育程度较低的人群抑郁患病率要高于教育程度较高的人群（Fletcher，2010）。年龄、婚姻状况、社会文化等因素对抑郁也有影响。一项研究发现，在高收入国家中，年轻人群在过去的 12 个月中有较高的抑郁患病率。而在中低收入国家中，老年人群的抑郁患病率要比年轻人群高。另外，婚姻状态与抑郁的关系在不同国家也不同。在高收入国家中，导致抑郁的最重要的婚姻状态是与伴侣分离，在中低收入国家中则是丧偶（Bromet et al.，2011）。一项对 284 名临床医生的研究发现，职业压力、应对方式、个性特质对医生抑郁有显著影响，而且对女性医师抑郁的影响比男性医师显著（陈福国、李劬，2006）。关于社会支持与抑郁关系的研究发现，社会支持主要通过缓冲个体对应激性生活事件的认知和压力直接或间接地保护个体健康，降低抑郁水平（丁宇等，2005）。

我国关于灾后抑郁的影响因素研究较少，一项对 390 名受汶川地震影响的老人的研究发现，女性、小学以下教育程度、以前的害怕经历、地震中害怕/无助/恐怖的感觉强烈的老年人的抑郁状况更严重（李海峰等，2010）。本书进一步分析了汶川地震后成人抑郁的影响因素，并比较震后 2 ~ 44 个月五个时间点上影响因素的变化。

五　抑郁的发展结果

抑郁对个人、家庭、社会的影响是巨大而深远的，它不仅与多种疾病，特别是心脑血管疾病的发生具有密切关系（Kinder et al.，2004），抑郁症还经常与失业和贫困有关（Weich & Lewis，1998）。抑郁的长期存在会发展为一种严重的健康状况，有 23% 的患有抑郁的人报告了较差的躯体健康状况，长期陷入抑郁甚至可能导致自杀，尝试自杀的人中有 50% 的人患有一种主要的抑郁症（Reddy，2010）。抑郁障碍在北美和其他高收入国家中是造成疾病负担的最主要原因，在世界范围内则是第四大原因。根据世界卫生组织的预测，到 2030 年抑郁症会成为仅次于冠心病的世界第二大造成疾病负担的原因（Mathers & Loncar，2006）。灾后抑郁对人们的影响不仅在于低落情绪对工作、生活、家庭的影响，还在于抑郁与 PTSD 等其他精神障碍的共病加重了精神负担及恢复的难度。本书通过对抑郁、PTSD 及共病与躯体健康关系的分析，以期为灾后卫生政策及社会组织的精神服务干预措施的制定提供依据。

六　抑郁的干预治疗

心理治疗是对抑郁进行干预治疗的最主要方法。巴特勒曾把各种心理治疗方法分为五组：认知矫正疗法，着重言语中介的行为疗法，重点是改变当事人的自我暗示；认知领悟疗法，是通过解释使求治者改变认识，得到领悟使得抑郁症状减轻，如精神分析、自我分析以及阿德勒和沙利文的方法等；行为疗法，以减轻或改善患者的症状及行为为目标，采用表象技术达到行为的改变，如系统脱敏、暴露疗法等；行为矫正疗法，通过强化、消退、示范等，帮助抑郁患者改变异常行为，形成新的适应，如厌恶条件反射、代币、行为契约以及社交技巧培训等；情绪领悟疗法，强调的是对当前的情感影响态度和作业的了解和领悟，如罗杰斯的个人中心疗法、格式塔、荣格等人的治疗技术。这些都是比较成熟的心理治疗方法，都被成功地应用于对抑郁的治疗（林霞玉，2009）。为了研究心理干预对地震伤员焦虑抑郁状态的影响，席淑华、卢根娣等对汶川地震收治的 34 例四川籍伤员开展认知心理干预、支持性心理干预、疏导性心理干预、针对性心理干预、护理干预方法、家属干预。在此过程中采用 SDS、SAS（自评焦虑量表）进行前后测评。结果表明经历心理干预后，伤员的焦虑程度较干预前明显降低，抑郁程度虽未降低但是人数有减少，说明地震伤员存在一定程度的焦虑和抑郁，对他们进行心理干预可以明显缓解他们的焦虑和抑郁情况（席淑华等，2008）。

已有文献表明，汶川地震后的灾难心理危机干预在一定程度上缓解了灾后的各种心理应激反应，促进了心理卫生理念的普及。但是由于缺乏整体的计划，许多志愿者凭个人工作热情去做，既导致资源浪费与重复干预，又无法形成长期的干预计划。此外，由于在灾难事件中，抑郁往往与其他精神疾患并发，根据灾难及多元创伤心理的特点开展综合性的干预措施是必要的。

第五节 灾后 PTSD、抑郁、躯体健康的关系

目前关于 PTSD、抑郁的关系，一般有三种理论上的争论或解释：两者具有共生性、两者互相独立，以及两者相互影响。

PTSD 是创伤事件之后最常见的精神障碍，而抑郁被认为是最常见的共病障碍（Cascardi & Schlee，1999）。一项国际代表性研究报告表明，48% ~ 55% 被诊断为 PTSD 的个体同样被诊断为抑郁（Elhai et al.，2008；Kessler et al.，1995）。对地震中幸存成年人的研究发现，两者共病的患病率在 8% ~ 67.5%（Basoglu et al.，2004；Salcioglu et al.，2007）。PTSD 与抑郁的共病在创伤暴露很多年后仍然存在，Bleich 等发现 50% 的老兵样本在创伤暴露 4 ~ 6 年后仍报告存在 PTSD 与抑郁的共病（Bleich et al.，1997）。

一 PTSD、抑郁、共病作为灾难的独立结果

关于 PTSD、抑郁及两者关系研究有几种理论解释。第一种解

释是 PTSD 和抑郁作为对创伤事件的独立反应，也就是 PTSD 与抑郁可以被看成对创伤暴露的两种独立结果。一项在拉美裔中进行的研究发现不同的变量影响了 PTSD 和抑郁（Kaltman et al.，2010）。通过对 211 名在综合医院急诊室的患者调查发现，PTSD 症状的人比抑郁症状的人报告了更快的心跳速度，更多的侵入、夸大的惊吓及创伤前分离症状（Shalev et al.，1998）。一项对地震中 PTSD、抑郁的研究发现，PTSD 与地震中的害怕有关，而抑郁则与家庭成员的伤亡有关（Salcioglu et al.，2007）。第二种关于 PTSD 与抑郁的主流解释是，在创伤之后出现了单纯 PTSD、单纯抑郁及共病三种结果。研究发现共病的人相比单纯 PTSD、单纯抑郁或者没有任何症状的人报告了持续更长时间的精神健康问题，更多的自杀风险及社会和身体方面的功能下降。O'Donnell 等对经历过创伤事件的人在创伤后 3 个月和 12 个月进行调查，发现创伤暴露的结果有不同的发展路径，一部分人发展为单纯 PTSD 或共病，另一部分人发展为单纯抑郁。第三种解释是 PTSD 和抑郁的发展源于共享了一些导致共病的脆弱因素，特别是之前存在的创伤暴露（O'Donnell et al.，2004）。

二 PTSD 与抑郁相互影响

目前对于 PTSD、抑郁之间的相互影响关系，主要有三种，分别为两者同步变化、PTSD 作为抑郁的结果和 PTSD 作为抑郁的原因，具体如下。

同步变化相关：根据同步变化模型，PTSD 和抑郁同时变化。Breslau 等分析了前瞻性及回顾性数据得出，PTSD 和抑郁两者的影响因素区别并不清晰，存在重叠或者共同的影响因素（Breslau et al.，2000）。事实上，许多研究揭示了对这两种精神障碍起共同作用的影响因素，包括女性、家族抑郁史、儿童期的创伤历史、创伤之前的焦虑及抑郁障碍（Breslau et al.，1991；Kessler et al.，1995）。此外，个性因素比如神经过敏症、低自尊（Zlotnick et al.，1996），认知因素比如记忆（Kleim & Ehlers，2008）、情绪处理的损伤（Lim & Kim，2005），这些共同因素被认为是使 PTSD 及抑郁随时间变化、发展的共同因素。需要指出的是，同步变化模型并没有假定影响 PTSD 及抑郁的因素是一致的（Mineka et al.，1998）。事实上，虽然它们中一些共同因素是一致的，但也许来源于其他因素的影响，才使共同影响的状况发生。因此，PTSD 事实上与抑郁的初发及过程相关，或者说抑郁与 PTSD 的初发及过程相关。

PTSD 导致抑郁：PTSD 被认为是抑郁的初级阶段，并成为后续抑郁的影响因素（Wittchen et al.，2003）。几个研究发现，PTSD 导致抑郁，而不是抑郁导致 PTSD（Cole et al.，1998；Wetherell et al.，2001）。PTSD 对抑郁影响的路径可能包括情绪处理失调及负向认知增加。Foa 和 Kozak 假设，伴随创伤事件的 PTSD，可能影响正常的情绪处理过程，从而加重对自身、对世界的负向思考（Foa & Kozak，1986），这些负向认知也是抑郁的重要原因（Abramson et al.，1989；Clark & Watson，1991）。另一个可能的路径是，PTSD 带来的持续焦虑及对创伤再现的回避，使个人对生活事件及人际关系产生退缩心理，而这进一步导致或加剧抑郁的发生（Loas，1996；Wei et al.，2005）。

抑郁导致 PTSD：创伤事件发生后，抑郁进一步导致 PTSD 的发生及持续。研究发现，抑郁带来的负向情绪预测了 PTSD 及其严重程度（Merriman et al.，2007）。相反，经历更多的正向情绪将有利于创伤及丧亲者对创伤事件的应对（Bonanno，2004）。一些研究

发现负向自我意识与抑郁强相关，一定程度上又引起了 PTSD
（Guthrie & Bryant，2006；Shahar，2001）。另外，一项对抑郁和
PTSD 的纵向研究发现，很多情况下，抑郁先于 PTSD 而出现
（Moffitt et al.，2007），这种综合研究提出，抑郁可能在导致或者
恶化 PTSD 过程中起主要作用。

总结已有关于 PTSD 与抑郁关系的文献，之所以得出的结论存
在差异，可能是由于研究方法与研究设计、研究对象、时间、纳
入变量的不同等。目前的研究大多数采用的是前瞻性研究，很难
获得创伤前的抑郁数据，这使得抑郁与 PTSD 关系研究纳入了很多
混杂，降低了结果的推断力。本书将在此基础上，运用多项式逻
辑回归（Multinomial Logistic Regression）分析单纯 PTSD、单纯抑
郁、共病在地震幸存者中是否受不同或者相同因素的影响，也将
尝试用交叉滞后检验（Cross-lagged Model）来验证 PTSD 与抑郁之
间的因果关系。

三　PTSD、抑郁及共病与躯体健康之间的关系

现有研究已经表明灾后 PTSD、抑郁对躯体健康存在负向影响
（Boscarino，2004），下面分别对 PTSD、抑郁及共病与躯体健康的
关系进行回顾。

大量研究发现 PTSD 与较差的躯体健康相关，然而目前的研究
主要关注了临床样本。对退役老兵的研究发现，PTSD 与较多的身
体疾病有关（Beckham et al.，1998），PTSD 增加了患动脉疾病、
胃肠疾病、皮肤病、心血管及骨骼疾病的风险，甚至当控制了年
龄、吸烟、饮酒和 BMI（身体质量指数）之后，这些结果仍然显
著（Boscarino & Chang，1999；Ouimette et al.，2004a；Schnurr, Spi-
ro & Paris，2000）。然而，以往研究在 PTSD 与躯体健康相关的路

径上存在争议：一种观点认为创伤暴露直接影响了健康状况；另一种观点则认为创伤暴露通过 PTSD 间接影响了健康状况。对美国越战退役老兵研究发现，高暴露在战区的人比没有暴露在战争中的人及平民报告了更差的躯体健康状况和更多的健康问题（Hamner，1992）。Wolfe 等对战争中女护士的研究，验证了战争暴露、PTSD 与自评健康结果之间的关系（Wolfe et al.，1994）。当每一个预测变量单独放入模型中时，均发现了强关系。然而，当暴露与 PTSD 同时放入模型时，只有 PTSD 预测了弱的健康结果。这一定程度上验证了 PTSD 在暴露与健康之间的中介作用。此外，对这个数据的第二次分析检测了 PTSD 与自评健康和现在健康问题数目的关系：56% 的暴露对于健康的作用是间接通过 PTSD 来影响的，同样对于健康问题的数目，暴露只存在间接作用（Friedman & Schnurr，1995）。本书将控制地震灾难的地区暴露变量，验证 PTSD 与躯体健康之间的关系。

一些研究关注了 PTSD 特定的症状，如对创伤事件的重现、逃避和高警觉对躯体健康的影响，发现不同症状与躯体健康之间的关系存在差异。Clum 等人发现 PTSD 的高警觉症状与较差的躯体健康显著相关（Clum，Nishith & Resick，2001；Kimerling，Clum & Wolfe，2000；Norris RL et al.，2005）。Woods 和 Wineman 对 50 个经历过家庭暴力、至少一年没有这种受虐关系的女性的研究发现，PTSD 的警觉及回避症状与躯体健康之间存在正相关，当控制了抑郁及负向生活事件后，重现和警觉两种症状解释了经历性侵犯的女性的躯体健康的差异（Woods & Wineman，2004）。不同的创伤经历导致结果的不一致，也让笔者进一步考虑地震后 PTSD 的不同症状对躯体健康的影响。本书将分别对 PTSD 的重现、逃避和高警觉症状与躯体健康之间的关系进行分析，并试图比较在地震发生短时间内和长时间内这些症状对躯体健康影响的不同。

　　研究还表明，PTSD、抑郁和较差的躯体健康、高死亡率相关（Boscarino，2006；Kang et al.，2006）。一项对退役老兵的研究发现，PTSD 与抑郁和自我报告的健康状况及疼痛独立相关，PTSD 与抑郁的共病预测了较差的躯体健康。其原因一方面是精神状况通过对日常活动的影响进而影响客观的身体功能；另一方面通过主观的感受影响自评健康状况（Aversa et al.，2012）。

　　总的来说，以往的研究虽然验证了 PTSD、抑郁、共病与躯体健康之间的关系，但是还存在以下局限性：第一，大多数精神健康与躯体健康的研究关注了临床病人，而很少关注社区普通人群，如地震幸存者；第二，尽管一些研究报告了躯体疾病的患病率，但仍有一些需要考虑的因素（如地区暴露）可能影响研究的结果；第三，尽管一些研究提出抑郁调节了 PTSD 与健康状况之间的关系（Clum，Calhoun & Kimerling，2000），但是，很多研究在检验 PTSD 对健康的影响时，并没有控制抑郁状况（Ouimette et al.，2004b）。本书将在汶川地震后受灾居民中，验证 PTSD、抑郁及共病与躯体健康的关系。

第二章　震后健康研究框架

本章将首先对已有研究的局限性进行评价，从而提出本书的研究问题。在明确了研究目标及问题后，本书将围绕研究技术路线及研究设计如何开展进行阐述，最后从理论及现实两个层面陈述本书的研究价值。

一　震后健康研究的核心问题

通过对已有文献的梳理，笔者回顾了国内外灾后健康的相关研究，已有研究在灾后PTSD、抑郁的症状，发展过程，影响因素等方面取得了丰硕的成果。然而，由于此研究领域的复杂性及研究方法、思路的多样性，研究结论也存在诸多争议。此外，以往研究还存在一些局限性。

从研究对象来看，受研究经费、技术水平等限制，以往研究多关注发达国家的退役老兵、暴露在重大人为灾难中的幸存者，如"9·11"恐怖袭击，而发展中国家对自然灾害后健康研究相对关注较少。虽然汶川地震后PTSD成为中国学者的关注焦点，但由于缺乏长期的纵向研究及研究经验，这一研究领域的探究与国际研究水平还存在一定差距。因此，从造成伤亡巨大的汶川地震入手，研究震后随着时间变化，灾民躯体健康及精神健康的关系将为中国文化背景下的灾难健康研究提供实证参考。从研究内容来看，对PTSD患病率、影响因素的研究最多，其次是PTSD的共病及发展过程研究，对 PTSD 发展趋势及基于个体层面的研究也成为近年 PTSD 研究的一个新方向。此外，灾后研究大多仅关注 PTSD 或抑郁等单一的精神障碍，或躯体疾病，缺乏一个综合地基于身心健康的视角去分析不同时点上地震灾民精神健康的变化发展及与躯体健康的关系。从研究方法来看，目前研究大多来源于二手数据，基于一手数据的纵向研究相对较少。在此情况下，得出的结论难以具有推广性，也难得出因果判断。虽然一些纵向研究，尝试分析了 PTSD、躯体健康之间的因果关系，但由于样本量太小、缺失较多、时间间隔较短等原因，存在方法上改进的可能。从研究的变量选择来看，目前研究受制于二手数据，在变量设计上比较单一，缺乏对混杂因素的控制。如对 PTSD 影响因素研究缺乏对社会支持的分析，PTSD 对躯体健康的影响缺乏对抑郁的考虑。另外，大部分研究缺少对健康行为的控制。此外从研究结果来看，PTSD 与抑郁的关系如何，以往的研究并没有一致的结论。

本书将对汶川地震后灾民健康状况的发展变化及精神健康、躯体健康的影响因素及相互关系进行探索。

本书的目标是揭示震后灾民精神健康与躯体健康的变化及其关系。具体目标包括：（1）探究灾后不同时间点上灾民 PTSD 患病率及影响因素的变化；（2）探究灾后不同时间点上灾民抑郁患病率及影响因素的变化；（3）探究 PTSD 与抑郁之间的相互关系；（4）探究精神健康（PTSD、抑郁）与躯体健康之间的关系。

在以上研究目标下，本书拟解决以下研究问题。

（1）灾民精神健康（PTSD、抑郁）在不同时间点上患病率如何？

（2）灾后 PTSD、抑郁在不同时间点上影响因素是什么？

（3）灾后 PTSD 与抑郁的相互关系如何？

（4）灾后 PTSD、抑郁及其共病与躯体健康在不同时间点上的关系如何？

二　震后健康研究的技术路线

针对问题 1：通过同期群①研究，对汶川地震后 2~44 个月所有样本人群的数据进行描述分析，报告五个时间点上 PTSD、抑郁的患病率。

针对问题 2：通过同期群研究，对汶川地震后 2~44 个月所有样本人群的数据进行二元逻辑回归分析，分别以 PTSD、抑郁为因变量，以社会人口学、健康习惯、社会支持为自变量，报告五个时间点上 PTSD、抑郁的影响因素，以期发现不同时间点上影响因素的变化情况。

针对问题 3：为了验证 PTSD、抑郁是受相同因素影响还是受不同因素影响，通过同期群研究，对汶川地震后 8~44 个月所有人群的数据进行多项式逻辑回归（Multinomial Logistic Regression）分析，以是否抑郁、PTSD 的四种交互类型（无症状、单纯 PTSD、单纯抑郁及共病）为因变量，以社会人口学、健康习惯、社会支持为自变量，分析在不同时间点上单纯 PTSD、单纯抑郁及共病受相同因素影响还是不同因素影响；为了验证 PTSD 与抑郁之间的因果关系，本书选择了汶川地震后 8~44 个月相邻时间点上的三组纵向数据，运用交叉滞后检验（Cross-lagged Model），考察相邻两个时间点上相同个人的 PTSD、抑郁的相关关系，以期发现两者的因果关系。

针对问题 4：通过同期群研究，对汶川地震后 2~44 个月五个时间点上所有人群的数据进行二元逻辑回归分析，以两周患病率为因变量，在控制社会人口学变量的基础上，分别报告五个时间

----

① 同期群，是指在相同时间内经历同种事件的人口群。

点上精神健康（PTSD、抑郁及其共病）与躯体健康（两周患病率）的相关。

三　震后健康研究的研究设计

本书是汶川地震之后在灾区开展的五阶段重复测量横截面研究。灾后研究设计的难题在于联系到研究样本框里的目标人群（Galea & Maxwell，2009）。重建家园、外出工作、寻找失散的亲人等，这些使被访者很少有时间参与研究，由此也导致样本的低回应率及高失访率。重复测量的横截面研究，由于每一次调查都是独立的，这使得研究能够尽可能地纳入更多的被访者，从而提高样本结果的推广性。

整个研究持续接近 4 年，基线调研在地震后 2 个月进行（2008年 7 月），四次后续调研分别在 2009 年 1 月、2009 年 7 月、2010年 8 月、2012 年 1 月进行。样本来自受地震影响较严重的安县永安镇和绵竹市广济镇。永安镇属于山地地形，离最近的安县县城27.4 公里，距离震中 115.7 公里。地震中安县共 2640 人死亡，88623 人受伤，约 665 人失踪，80% 的房屋倒塌（Sun et al.，2011）。广济镇属于平原地形，离最近的绵竹市 14.5 公里，距离震中 58.3 公里。地震中绵竹市 11117 人死亡，37209 人受伤，约251 人失踪，倒塌房屋 180000 间（中国统计信息网，2010）。这两个镇被选中，是因为它们靠近震中，震前有相似的社会经济特征，均在地震中损失惨重，但又与震中距离不同。

（一）被试

被试样本量根据两个乡镇的居住人口及 PTSD 的患病率来计算。之前的研究表明中国地震后 PTSD 的患病率为 13% ~ 30.3%（Cao et al.，2003；Wang et al.，2000）。由此，本书采用估计的

PTSD 患病率的值为 22%，按照 3% 的抽样误差，29 个村子共63990人中估计的样本量为 724 个成人，考虑到之前30%的样本损失率，抽样样本应为 1035 个人。

　　本书采用系统抽样与方便抽样相结合的方法选取被试。第一阶段，两个乡镇中的 12 个村子是从 29 个村子中随机选出的。第二个阶段，根据村支部的注册信息，1058 个家庭从这 12 个村子中选出。由于在一些村庄中，以前注册在内的村民已经不住在原住址，部分方便样本被纳入研究中。每个被访家庭中至少有一名 16 岁以上的成人代表家庭接受了访问。在五次调查中，所选定的村庄是固定不变的，但是家庭及家庭中的被访者是变化的。在实际研究中，12 个村子在五次里分别有 1073 个、1362 个、1213 个、1183 个和1400 个人同意并分别参加了从基线到后续的测查。

　　最后的分析纳入了回答完所有 PTSD 条目及社会人口学信息题目的样本。最后纳入分析的样本，分别为 1066 个、1344 个、1210 个、1174 个和1281 个人。

　　（二）变量

　　研究涉及的变量包括社会人口学信息、健康习惯、社会支持及结果变量，所有变量均为分类变量。根据已有研究的发现，本书尽可能地控制了所有能够影响结果变量的自变量，具体说明见表 2 - 1。

表 2 - 1　变量说明

变量类型	变量	测量工具	变量说明
社会人口学	地点	住址	"0，永安镇；1，广济镇"
	民族	民族	"0，汉族；1，其他"
	性别	性别	"0，男；1，女"

续表

变量类型	变量	测量工具	变量说明
	年龄	出生年月	"0，16~35 岁；1，35~55 岁；2，55 岁以上"
	教育程度	文化程度	"0，小学及以下；1，初中及以上"
	婚姻状况	婚姻状况	"0，未在婚；1，在婚"
	家庭月收入	家庭月收入	"0，≥900 元；1，900~1800 元；2，≤1800 元及以上"
健康习惯	吸烟	现在是否吸烟？	"0，否；1，是"
	饮酒	现在是否饮酒？	"0，否；1，是"
社会支持	社会支持	社会支持量表	"0，<32；1，≥32"
结果变量	两周患病	是否患有急/慢性病？	"0，无；1，有"
	抑郁	流调中心抑郁量表	"0，<21；1，≥21"
	PTSD	事件影响量表	"0，<2；1，≥2"

（三）研究工具

1. 结果变量

PTSD：采用的事件影响量表（IES‐R）是一个广泛用于创伤压力领域的自我报告量表（Weiss & Marmar，1997）。它包括 22 个条目，测量 PTSD 的三个主要症状：重现、回避和高警觉。IES‐R 在心理测量中被认为有很好的信效度（Creamer et al.，2003）。汉化的 IES‐R 和英文版相比，有很好的一致性。本书中，每个受访者回答了 22 个条目中每一个条目的频度，0 表示"一点也不"，1 表示"很少"，2 表示"有时"，3 表示"经常"。分数被重新分别按 0 分、1 分、3 分、5 分计分。维度得分根据各维度条目的平均值记分，总分根据所有条目的平均值记分。由于 IES‐R 本身并没有推荐的临界得分（Christianson & Marren，2012），笔者参考之前的研究，采用所有条目得分的均值 2 分为判断是否有 PTSD 症状的临界点（Chan et al.，2011；Qu，Tian et al.，2012；Qu，Wang et al.，2012）。

一项研究采用此临界点，显示敏感度为 0.89，特异度为 0.90 （Wohlfarth et al.，2003）。本书中，五次测量的 IES - R 内部一致性 （Cronbach's Alpha）分别为 0.87、0.92、0.88、0.91 和 0.91。

两周患病率：被访者回答过去两周内是否身体不适，患有急性或者慢性病（包括疼痛、腹泻、发烧、咳嗽、心慌、外伤等）。

抑郁：采用 20 个条目的流调中心抑郁量表（CES - D）（Wang，1999），它被广泛用于抑郁的筛检中，并用来测量抑郁的严重程度。汉化的 CES - D 量表包括 20 个条目，它被广泛运用于社区样本中，并显示了较好的信效度（Zhang et al.，2010）。本书中，被访者报告其过去一周的精神情绪，0 表示"一点也不"，1 表示"很少"，2 表示"有时"，3 表示"经常"。所有条目的总分范围为 0 ~ 30 分。第一次调查缺失了对抑郁的测量，后四次调查抑郁量表测量的内部一致性分别为 0.80、0.74、0.70、0.71。参考之前的研究，我们采用总分 21 分为判断是否抑郁的分界点（Cheng & Chan，2005）。

单纯 PTSD、单纯抑郁及二者共病：参考 O'Donnell 等的研究（O'Donnell et al.，2004），本书按照是否有抑郁、是否 PTSD 合成一个四分类变量——无症状（两种症状均无），单纯 PTSD、单纯抑郁及二者共病来做出判断。

2. 控制变量

抽烟：被访者回答"您现在是否抽烟或者已经戒烟？"选择项包括"是"、"否"和"已戒烟"，在最后的分析中将"已戒烟"并入"不抽烟"的样本中。

饮酒：被访者回答"您现在是否饮酒或者已经戒酒？"选择项包括"是"、"否"和"已戒酒"，在最后的分析中将"已戒酒"并入"不饮酒"的样本中。

社会支持：本书采用肖水源于 1986 年编制的社会支持量表（SSRS）（Xiao，1994），该量表共有 3 个维度、10 个条目，包括 3 条客观支持、4 条主观支持和 3 条对社会支持的利用度的测量。每个条目均有 4 个维度，从 1～4 分计分，计分方式有两种，一是按总分，即 10 个条目评分之和；二是按维度，客观支持分为第 2 条、6 条、7 条评分之和，主观支持分为第 1 条、3 条、4 条、5 条评分之和。对支持的利用度方面，第 8 条、9 条、10 条评分之和用于测量个体的社会支持度。本书采用总分计分方式，按照平均值 32 分，将社会支持得分分为两组，"32 分以下"为社会支持较低，"32 分及以上"为社会支持较高。社会支持问卷在对四川地震幸存者的研究中，显示具有较好的信效度（Ma et al.，2011）。第一次调查缺失了对社会支持的测量，后四次调查社会支持量表内部一致性分别为 0.72、0.61、0.61、0.63。

3. 社会人口学信息

城镇：（1）安县永安镇，（2）绵竹广济镇。

性别：（1）男性，（2）女性。

民族：（1）汉，（2）羌，（3）藏，（4）回，（5）蒙，（6）壮，（7）其他；在分析中，根据频数分布，汉族在所有调查中均达到 95% 以上的样本比例，笔者将汉族以外的民族全部合并为其他。

年龄：在分析中，笔者用采集数据的时间减去被访者的出生年月，根据数据分布情况，将其分为三组"16～35 岁""35～55 岁""55 岁以上"。

婚姻状况：（1）未婚，（2）已婚，（3）离婚，（4）丧偶，（5）其他；由于离婚和丧偶的只占极少数，根据数据分布情况，笔者将所有人群分为两组，即"在婚""未在婚"。

受教育程度：（1）文盲、半文盲，（2）小学，（3）初中，

（4）高中、职业中学，（5）中专，（6）大专，（7）大学及以上；由于调研地区所处农村，大多数样本受教育程度较低，根据数据分布情况，笔者将所有人群分为两组"小学及以下"和"初中及以上"。

收入：上个月家庭收入多少元？（1）小于等于900元，（2）900 ~ 1800元，（3）大于等于1800元。

（四）数据采集

本书的数据采集采用面对面的入户访问策略。五次调研的访谈员来自四川大学、四川师范大学的20名研究生和本科生，所有调研员接受了2天的封闭式培训。培训内容包括对问卷的解释、填写说明及访问注意事项等。调研开始前，所有访谈员进行了半天的试访谈，根据试访情况，项目组对调研过程中可能出现的问题进行了统一说明。调研员在入户前向被访者出示了调研文档，并向所有被访者解释了调研目的。被访者在被告知调查的目的及拥有拒绝的权利后给出了口头上的知情同意（没有填写知情同意书的原因，一方面是被调查者的文化水平较低，另一方面这种方法符合他们的习惯）。为了避免被访者自我理解的偏差，所有问卷由调研员逐一将题目讲解给每一个被访者，然后由被访者口头陈述选择项，由调研员填写。问卷一般在35 ~ 40分钟完成，并被当场回收。调研当日会有专门指定的问卷审核员对问卷进行逐一检查，及时发现问卷回答中的遗漏或者逻辑错误。

本书的项目资金由科技部汶川地震应急中心资助，研究内容上报北京师范大学社会发展与公共政策学院伦理委员会审核通过。

（五）数据分析

数据由专业录入公司通过Epidata软件进行双录入，采用SPSS18.0分析和处理数据。

百分比、均值、标准差等指标被用来作为对数据的基本描述，皮尔逊相关被用于检验两个连续变量的相关分析，卡方检验被用于检验两个分类变量的相关分析。

二元逻辑回归（Binary Logistic Regression）被用于结果变量是两类别的因素分析。多项式逻辑回归被用于结果变量是多分类（多于两类别）的因素分析，它用来分析每一个分类对于参照类根据一系列预测项的可能性。线性回归（Liner Regression）被用于结果变量是连续变量的因素分析。交叉滞后检验被用于推断两个高度相关变量之间的因果关系。

缺失值处理：为了处理缺失数据，笔者首先要了解缺失产生的原因。（1）完全随机缺失。变量缺失的可能性完全随机并且在所有单元上都是相似的，在这种情况下缺失数据不会造成样本上的偏倚。（2）随机缺失。缺失的变量依赖于已有的信息，比如调研中样本的性别、民族、教育程度、年龄等信息均被记录，而缺失的变量仅依赖这些记录的变量。在这种情况下可以用回归来描述，结果变量对观测到的变量为"1"，缺失的为"0"。当结果变量随机缺失，只要控制了影响缺失可能性的所有变量，将缺失样本排除是可以接受的。（3）缺失依赖于其他不可观测的预测变量。如果缺失依赖于没有被报告的信息，而这些信息对缺失值有预测性，那么，这样的缺失将不是随机的。比如，一种特殊的治疗产生了副作用，使一些病人不得不退出研究，这种非随机的缺失必须被明确地矫正或者在推论中接受这些偏倚。（4）缺失依赖于缺失值本身。比如抑郁得分高的人拒绝回答。

目前有多种方法用来减少缺失造成的误差，比如，基于缺失值的填补方法等先后用于提高统计上的检验力。为了更真实地接近实际研究的结果，本书只采用观察到的数据，List-wise 方法被用于缺失数据的处理。本研究中有效样本满足以下两点：第一，完成了所有 PTSD、抑郁、躯体健康的问题；第二，在性别、年龄及其他人口学信息上没有缺失。最后纳入五次分析的样本分别为 1066 个、1344 个、1210 个、1174 个和 1281 个人。

四 震后健康研究的理论价值和现实意义

本书对汶川地震后不同时间点上 PTSD、抑郁的发展变化及对躯体健康的影响进行分析，对全面了解地震后幸存者的短期及长期健康问题，有重要的理论价值和现实意义。

理论上，首先，本书丰富了地震后受灾居民的 PTSD、抑郁的研究，提供了震后 2～44 个月中五个时间点上的 PTSD、抑郁的患病率及影响因素的变化，为灾后 PTSD、抑郁随时间的发展规律研究提供了参考。其次，本书深入分析 PTSD、抑郁的相关关系，并通过部分纵向数据进行探索，以期发现 PTSD 与抑郁之间的关系，这为理解以往研究存在的争议（两者独立，还是相关，还是存在因果关系）提供了参考。再次，通过对 PTSD 与躯体健康的关系进行研究，提供汶川地震后 PTSD 对幸存者短期及长期健康影响的实证依据。通过综合考虑 PTSD、抑郁及共病对躯体健康的影响，从综合的角度分析精神健康对躯体健康的影响，并比较 PTSD、抑郁、共病对较差躯体健康的影响大小。最后，本书丰富了我国的灾后精神健康研究。目前我国灾后健康领域的研究主要集中在 PTSD 的流行病学、神经生物学及病因学方面，由于研究经费缺乏、经验不足，基于灾后人群的长期研究相对较少。本书作为汶川地震后的一个长期观测项目结果，为进行基于震后灾民的长期健康研究提供了可能，研究结果也将丰富此领域的成果，并为灾后纵向研究提供参考。

实践上，精神疾病不仅给个人、家庭、社会带来沉重负担，而且影响了社会的安全稳定。目前，国外的精神健康研究较早，并且也得到了政府的持续支持和关注，而中国精神健康服务不足、灾后精神健康资源相对薄弱。本书通过对汶川地震对灾民健康的影响分析，提供灾后长期状态下灾民精神健康与躯体健康的变化及关系的证据，具有重要的现实意义。首先，本书通过对灾后PTSD、抑郁随时间发展变化的分析可以为临床干预提供参考，以使在创伤事件发生后，提高恢复率，减少更多的不利趋势。其次，对PTSD、抑郁的关系进行分析，以期发现两者之间的因果关系，为临床治疗提供实证参考，以进行有效的干预，降低两者共病发生或者两者之间互相转换的可能。再次，对PTSD、抑郁及共病与躯体健康关系的研究，为进行有重点的干预提供依据。通过对汶川地震后PTSD、抑郁及躯体健康的长期研究，以期引起卫生政策制定者的重视。最后，书中涉及的健康行为、社会支持对健康状况的影响，为未来社区精神卫生干预及政策制定提供了内容，而对性别、年龄等社会人口学变量的分析，为有重点地实施干预提供了人群参考。

第三章　震后灾民 PTSD 的
变化及影响因素

PTSD 是国内外灾后健康研究的热点，已有研究受研究经费、灾后环境的制约，大多采用横截面数据对 PTSD 的患病率及影响因素进行分析。然而，PTSD 的患病率可能由于后发性 PTSD 的存在随着时间推移而升高，也可能随着自然恢复的过程而降低，还可能受政策原因而波动，因此仅仅通过单个时点的报告对于充分了解灾后 PTSD 的特点是不足的，此外，关于 PTSD 的影响因素，受灾后环境变化的影响，在长期状态下，这些影响因素是否随着时间而变化也不得而知。因此，本章将分析描述汶川地震发生后 2～44 个月不同时点上灾民 PTSD 患病率的变化及影响因素。

一　研究对象

对震后 2～44 个月五次研究的样本进行描述统计，频数（n）和百分比（%）报告见表 3 - 1。

表 3 - 1　五次研究样本的社会人口学特征

		T2 %（n）	T8 %（n）	T14 %（n）	T26 %（n）	T44 %（n）
	合计	$n = 1066$	$n = 1344$	$n = 1210$	$n = 1174$	$n = 1281$
地区	永安镇	39.2（418）	43.8（589）	47.4（573）	43.9（515）	49.2（630）
	广济镇	60.8（648）	56.2（755）	52.6（637）	56.1（659）	50.8（651）

		T2 % (n)	T8 % (n)	T14 % (n)	T26 % (n)	T44 % (n)
性别	男	37.3 (398)	36.0 (484)	43.3 (524)	42.2 (496)	49.5 (634)
	女	62.7 (668)	64.0 (860)	56.7 (686)	57.8 (678)	50.5 (647)
民族	汉	97.0 (1034)	96.9 (1303)	97.4 (1178)	97.1 (1140)	96.7 (1239)
	其他	3.0 (32)	3.1 (41)	2.6 (32)	2.9 (34)	3.3 (42)
年龄	16~35岁	13.8 (147)	17.6 (236)	13.2 (160)	13.2 (155)	14.5 (186)
	35~55岁	50.7 (541)	46.9 (631)	51.7 (626)	48.0 (563)	52.5 (672)
	>55岁	35.5 (378)	35.5 (477)	35.0 (424)	38.8 (456)	33.0 (423)
婚姻状况	已婚	88.7 (946)	90.0 (1209)	91.1 (1102)	88.6 (1040)	88.0 (1127)
	未婚	11.3 (120)	10.0 (135)	8.9 (108)	11.4 (134)	12.0 (154)
教育程度	小学及以下	72.7 (775)	71.7 (963)	72.4 (876)	73.1 (858)	71.0 (910)
	中学及以上	27.3 (291)	28.3 (381)	27.6 (334)	26.9 (316)	29.0 (371)
收入	≤900元	68.3 (675)	42.2 (556)	24.7 (294)	27.3 (308)	20.0 (243)
	900~1800元	28.4 (281)	33.3 (445)	33.3 (395)	30.2 (341)	23.5 (286)
	≥1800元	3.2 (32)	24.0 (316)	42.0 (498)	42.6 (481)	56.5 (686)

注：T2 = 震后 2 个月，T8 = 震后 8 个月，T14 = 震后 14 个月，T26 = 震后 26 个月，T44 = 震后 44 个月。收入变量中，存在缺失数据，表格中为有效百分比。

　　从表 3-1 可知，按照地区来讲，相对于永安镇受灾居民样本来说，广济镇受灾居民样本占的比例较高，这可能由于广济地处平原，目标样本的访问比较容易，而永安镇地处山地，到访比较困难，容易造成样本流失。震后 2 个月有 60.8% 的样本来自广济镇，而仅有 39.2% 的样本来自永安镇，但是到了震后 44 个月，广济镇和永安镇的样本基本持平（50.8% 和 49.2%）。

　　按照性别来讲，相对于男性来说，女性占的比例较高，这可能由于灾后男性要承担恢复重建的责任，往往难以被入户访问到。震后 2 个月有 62.7% 的样本是女性，而仅有 37.3% 的男性样本，到了震后 44 个月，男女比例基本持平（49.5% 和 50.5%）。

民族构成比上，汉族人口在样本中占较大的比重，这与我国汉族人口多有关。五次调查汉族样本比例为 96.7% ~ 97.4%，而其他民族比例为 2.6% ~ 3.3%。

年龄构成比上，16 ~ 35 岁群体最少，55 岁以上群体居中，35 ~ 55 岁群体最多，年轻人往往外出打工，使得入户访谈失访率较高。五次调查中 16 ~ 35 岁群体比例为 13.2% ~ 17.6%，35 ~ 55 岁群体比例为 46.9% ~ 52.5%，55 岁以上群体占的比例为 33.0% ~ 38.8%。

婚姻状况构成比上，已婚者较多，这与被访人群是成人有关。五次调查中已婚样本比例为 88.0% ~ 91.1%，未婚样本比例为 8.9% ~ 12.0%。

教育程度构成比上，小学及以下教育程度占比例较多，这是由于被访地处于偏远农村，人群的教育程度普遍较低。五次调查中教育程度小学及以下者比例为 71.0% ~ 73.1%，教育程度中学及以上者比例为 26.9% ~ 29.0%。

由于笔者对收入采用了统一划分标准，随着震后时间的推移，家庭月收入小于 900 元的比例逐渐降低，这与地震在短期内给当地经济带来的损失最大有关。

此外，通过进一步对多个样本率的非参数检验，五次样本在年龄、民族、婚姻、教育程度上不存在显著差异，但在地区、性别、收入上存在显著差异，相比震后初期的样本，地震后期不同地区、性别的样本基本持平，而收入的差异主要来源于地震短期内对经济造成的影响。

二 统计方法

笔者运用描述分析方法，报告连续变量在不同时间点上的平均数、标准差等指标，对分类变量报告其在不同时间点上的百分比。此外，还运用卡方检验对两个分类变量的相关性进行分析。卡方检验被应用于：两个率或两个构成比比较的卡方检验。运用二元逻辑回归分析，探究不同时间点上 PTSD 的影响因素。运用线性回归分析，探究不同时间点上 PTSD 三种症状的影响因素。

三 研究结果

（一）震后 PTSD 的变化

对震后 2 ~ 44 个月 PTSD 的得分及回避、闯入、警觉三种症状得分进行描述分析，频数（n）、平均值（Mean）、标准差（SD）报告见表 3 - 2。

表 3 - 2　PTSD 及其回避、闯入、警觉症状得分情况

	n	PTSD 得分 Mean	PTSD 得分 SD	回避 Mean	回避 SD	闯入 Mean	闯入 SD	警觉 Mean	警觉 SD
T2	1066	2.23	0.99	1.60	1.02	2.59	1.29	2.60	1.28
T8	1344	1.29	0.97	0.99	1.01	1.56	1.17	1.32	1.07
T14	1210	1.39	0.76	1.13	0.86	1.61	0.97	1.43	0.87
T26	1174	1.27	0.89	0.96	0.89	1.45	1.14	1.46	1.04
T44	1281	0.72	0.76	0.57	0.76	0.80	0.92	0.81	0.90

由表 3 - 2 可知，PTSD 的得分，震后 2 个月为 2.23 分，震后 8 ~ 26 个月在 1.27 ~ 1.39 分，震后 44 个月降低到 0.72 分。PTSD 回避症状的得分，震后 2 个月为 1.60 分，震后 8 ~ 26 个月在 0.96 ~ 1.13 分，在震后 44 个月降低到 0.57 分。PTSD 闯入症状的得分，震后 2 个月为 2.59 分，震后 8 ~ 26 个月在 1.45 ~ 1.61 分，在震后 44 个月降低到 0.80 分。PTSD 警觉症状的得分，震后 2 个月为 2.60 分，震后 8 ~ 26 个月在 1.32 ~ 1.46 分，在震后 44 个月降低到

0.81 分。

　　为了更清晰地描述震后 2 ~ 44 个月 PTSD 及其症状的变化趋势，见图 3 - 1。

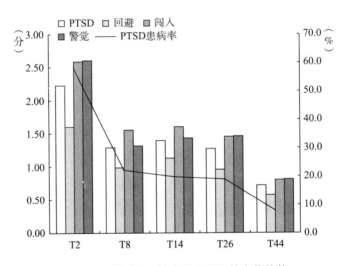

图 3 - 1　震后 2 ~ 44 个月 PTSD 的变化趋势

注：左侧纵坐标轴代表 PTSD 及症状得分，右侧纵坐标轴代表患病率比例。

　　由图 3 - 1 可知，PTSD 及其三个症状得分，均在震后 2 个月达到最高，在震后 8 ~ 26 个月相对稳定，在震后 44 个月降到较低水平。对于 PTSD 的三个症状，闯入和警觉症状的得分在五个时间点上均高于回避症状的得分。

　　从 PTSD 的患病率来看，震后 2 个月为 58.2%，震后 8 个月为 22.1%，震后 14 个、26 个月分别为 19.8% 和 19.0%，震后 44 个月降低至 8.0%。

（二）震后不同人群的 PTSD 变化及内部差异

　　对震后 2 ~ 44 个月在不同人群中 PTSD 的患病率及内部差异报告见表 3 - 3。

表 3 - 3　震后 2 ~ 44 个月不同人群的 PTSD 患病率及内部差异

		T2 % (n)	T8 % (n)	T14 % (n)	T26 % (n)	T44 % (n)
地区	永安镇	59.1 (247)	**14.6 (86)**	18.8 (108)	16.7 (86)	8.7 (55)
	广济镇	57.6 (373)	**27.9 (211)** ***	20.6 (131)	20.8 (137)	7.2 (47)
性别	男	44.0 (175)	17.4 (84)	**15.5 (81)**	13.7 (68)	7.1 (45)
	女	**66.6 (445)** ***	24.8 (213) **	**23.0 (158)** ***	22.9 (155) ***	8.8 (57)
民族	汉族	57.8 (598)	22.4 (292)	19.6 (231)	19.1 (218)	8.1 (100)
	其他	68.8 (22)	12.2 (5)	25.0 (8)	14.7 (5)	4.8 (2)
年龄	16 ~ 35 岁	44.9 (66)	**10.6 (25)**	13.8 (22)	**12.3 (19)**	7.0 (13)
	35 ~ 55 岁	61.6 (333)	25.4 (160)	20.3 (127)	**21.0 (118)**	7.6 (51)
	>55 岁	**58.5 (221)** ***	**23.5 (112)** ***	21.2 (90)	**18.9 (86)** *	9.0 (38)
婚姻状况	已婚	60.1 (569)	22.7 (274)	20.3 (224)	19.7 (205)	8.2 (92)
	未婚	**42.5 (51)** ***	17.0 (23)	13.9 (15)	13.4 (18)	6.5 (10)
教育程度	小学及以下	62.3 (483)	24.8 (239)	21.9 (192)	20.7 (178)	7.7 (70)
	中学及以上	**47.1 (137)** ***	**15.2 (58)** ***	14.1 (47) **	**14.2 (45)** *	8.6 (32)
收入	≤900 元	58.4 (394)	24.8 (138)	18.7 (55)	18.2 (56)	7.4 (18)
	900 ~ 1800 元	57.7 (162)	**24.5 (109)**	18.7 (74)	20.8 (71)	9.4 (27)
	≥1800 元	59.4 (19)	**14.6 (46)** ***	21.1 (105)	16.4 (79)	7.6 (52)

注: *** $p < 0.001$, ** $p < 0.01$, * $p < 0.05$。

从表 3 - 3 可知，PTSD 在不同的地区、性别、年龄、婚姻状况、教育程度及收入水平人群中存在显著差异，而在不同民族人群中不存在统计意义上的差异。

震后 2 个月，PTSD 在性别、年龄、婚姻状况、教育程度上存在显著差异，女性、35 ~ 55 岁、已婚、小学及以下教育程度的人群发生 PTSD 的风险较高。

震后 8 个月，PTSD 在地区、性别、年龄、教育程度、收入上存在显著差异，广济镇居民、女性、35 ~ 55 岁、小学及以下教育程度、家庭月收入小于等于 900 元的人群发生 PTSD 的风险较高。

震后 14 个月，PTSD 在性别、教育程度上存在显著差异，女性、小学及以下教育程度的人群发生 PTSD 的风险较高。

震后 26 个月，PTSD 在性别、年龄、教育程度上存在显著差异，女性、35 ~ 55 岁、小学及以下教育程度的人群发生 PTSD 的风险较高。

震后 44 个月，PTSD 症状在各个变量上均不存在显著差异。

对震后 2 ~ 44 个月在不同人群中 PTSD 的患病率变化趋势报告见图 3 - 2。

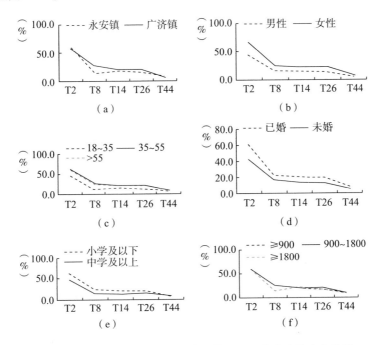

图 3 - 2 震后 2 ~ 44 个月不同人群的 PTSD 患病率的变化趋势

注：纵坐标代表 PTSD 患病率比例。

从图 3 - 2 可知，震后 2 ~ 44 个月，不同地区、性别、年龄段、婚姻状况、教育程度、收入水平的人群 PTSD 患病率存在显著差异。

（1）对于不同地区的人群，广济镇居民的 PTSD 患病率高于永安镇居民，这可能与广济镇居民在地震中暴露较多有关，汶川地震后广济镇的伤亡和房屋倒塌都较严重。震后 8 个月，相比广济镇居民，永安镇居民的 PTSD 患病率下降比较快。震后 14 个月，永安镇居民 PTSD 的患病率呈上升趋势，而广济镇居民 PTSD 的患病率则呈下降趋势。震后 26 ~ 44 个月不同地区人群 PTSD 患病率均下降［见图 3 - 2（a）］。

永安镇受灾居民在震后 2 个月 PTSD 患病率为 59.1%，在震后 8 个月时迅速下降到 14.6%，之后有所升高，在地震发生后 14 个和 26 个月分别为 18.8% 和 16.7%，最后在震后 44 个月持续下降到 8.7%。对于广济镇受灾居民来说，地震发生 2 个月时 PTSD 患病率为 57.6%，在震后 8 个月时迅速下降到 27.9%，之后缓慢下降，在地震发生后 14 个和 26 个月分别为 20.6% 和 20.8%，最后在震后 44 个月持续下降到 7.2%。两地居民在地震后患病率出现的波动及变化趋势的不同是否由于灾后救助政策的不同，有待进一步去验证。

（2）对于不同性别的人群，女性 PTSD 的患病率要高于男性，这可能与女性在灾难中更脆弱的心理机制有关。震后 8 个月、44 个月女性患病率下降较快。震后 2 ~ 44 个月不同性别人群 PTSD 患病率均持续处于下降趋势［见图 3 - 2（b）］。

女性在震后 2 个月 PTSD 患病率为 66.6%，在震后 8 个月下降到 24.8%，之后缓慢下降，在地震发生 14 个和 26 个月后分别为 23.0% 和 22.9%，震后 44 个月下降到 8.8%。对于男性来说，震后 2 个月 PTSD 患病率为 44.0%，在震后 8 个月时下降到 17.4%，之后缓慢下降，在震后 14 个和 26 个月分别为 15.5% 和 13.7%，最后在震后 44 个月下降到 7.1%。

（3）对于不同年龄段人群，35 ~ 55 岁年龄段 PTSD 的患病率要高于其他两个年龄段的患病率，这可能与 35～55 岁的中年人在震后承担更多的家庭责任与社会责任有关。震后 14 个月，18～35 岁人群 PTSD 患病率呈升高趋势，而其他两个年龄段 PTSD 患病率下降。震后 26 个月，35～55 岁人群 PTSD 患病率呈升高趋势，而其他两个年龄段 PTSD 患病率下降。震后 44 个月，不同年龄段人群 PTSD 患病率均下降［见图 3－2（c）］。

对于 18～35 岁的人群来说，震后 2 个月 PTSD 的患病率为 44.9%，震后 8 个月降低到 23.5%，震后 14 个月下降到 13.8%，随之又继续在震后 26 个月下降到 12.3%，最后在震后 44 个月下降到 7.0%。对于 35～55 岁的人群来说，震后 2 个月 PTSD 的患病率为 61.6%，震后 8 个月降低到 25.4%，震后 14 个月继续下降到 20.3%，震后 26 个月小幅升高到 21.0%（这可能与震后 26 个月 35～55 岁人群承担的灾后重建压力有关），震后 44 个月降低到 7.6%。对于 55 岁以上的人群来说，震后 2 个月 PTSD 的患病率为 58.5%，震后 8 个月迅速降低到 23.5%，震后 14 个月下降到 21.2%，震后 26 个月继续下降到 18.9%，震后 44 个月为 9.0%。

（4）对于不同婚姻状况的人群，已婚的人 PTSD 患病率要高于未婚的人，这可能由于已婚的人年龄较大，而年长的人相比年轻人 PTSD 的风险更高。震后 8 和 44 个月已婚的 PTSD 患病率下降较快。震后 2～44 个月不同婚姻状况的人 PTSD 患病率均持续处于下降趋势［见图 3－2（d）］。

对于已婚的人来说，震后 2 个月 PTSD 患病率为 60.1%，震后 8 个月迅速下降到 22.7%，之后继续降低，震后 14 个和 26 个月分别为 20.3% 和 19.7%，最后在震后 44 个月下降到 8.2%。对于未婚的人来说，震后 2 个月 PTSD 患病率为 42.5%，在震后 8 个月时迅速下降到 17.0%，之后继续下降，在地震发生后 14 个和 26 个月分别为 13.9% 和 13.4%，最后在震后 44 个月下降到 6.5%。

（5）对于不同教育程度的人群，小学及以下人群 PTSD 的患病率要高于中学及以上人群的 PTSD 患病率，这与低教育程度的人在灾难中具有更低的社会支持和防御知识，面对灾难也更脆弱等有关。震后 2 ~ 44 个月不同教育程度的人 PTSD 患病率均处于持续下降趋势［见图 3 - 2（e）］。

对于小学及以下水平的人，震后 2 个月 PTSD 的患病率为 62.3%，震后 8 个月迅速降低到 24.8%，震后 14 和 26 个月继续降低分别为 21.9% 和 20.7%，震后 44 个月降低到 7.7%。对于中学及以上水平的人，地震发生 2 个月时 PTSD 的患病率为 47.1%，震后 8 个月迅速降低到 15.2%，震后 14 和 26 个月继续降低，分别为 14.1% 和 14.2%，震后 44 个月降低到 8.6%。

（6）对于不同收入水平的人群，家庭月收入小于等于 900 元的人群 PTSD 的患病率要高于其他收入人群，这可能与低收入人群在灾难中带来的相对损失更大、压力也更大有关。震后 14 个月，家庭月收入在 1800 元及以上的人群 PTSD 患病率呈升高趋势，而其他收入人群的患病率处于下降趋势。震后 26 个月，家庭月收入在 900 ~ 1800 元的人群 PTSD 患病率呈升高趋势，而其他两个收入人群患病率下降。震后 44 个月不同收入水平的人 PTSD 患病率均持续处于下降趋势［见图 3 - 2（f）］。

对于家庭月收入小于 900 元的人群，震后 2 个月 PTSD 的患病率为 58.4%，震后 8 个月迅速降低到 24.8%，震后 14 个和 26 个月继续降低，分别为 18.7% 和 18.2%，震后 44 个月降低到 7.4%。对于家庭月收入在 900 ~ 1800 元的人群，震后 2 个月 PTSD 的患病率为 57.7%，震后 8 个月迅速降低到 24.5%，震后 14 个月继续降低为 18.7%，震后 26 个月略有上升为 20.8%，震后 44 个月降低到 9.4%。对于家庭月收入大于等于 1800 元的人群，震后 2 个月 PTSD 的患病率为 59.4%，震后 8 个月迅速降低到 14.6%，震后 14 个月升高至 21.1%，震后 26 个月降到 16.4%，震后 44 个月降低到 7.6%。不同收入水平在灾难之后有不同的变化趋势，家庭月收入在 1800 元及以上的人群在震后 14 个月出现了 PTSD 患病率升高的趋势，而家庭月收入在 900~1800 元的人群在震后 26 个月同样出现了 PTSD 患病率升高的趋势，这是否与后发性 PTSD 的发展特点及与收入的关系有关，有待进一步去发现。

（三）震后 PTSD 的影响因素

以 PTSD 为因变量，以社会人口学因素、健康习惯、社会支持为自变量，进行二元逻辑回归分析。

表 3-4　PTSD 影响因素的二元逻辑回归分析

	T2-PTSD OR（95% CI）	T8-PTSD OR（95% CI）	T14-PTSD OR（95% CI）	T26-PTSD OR（95% CI）	T44-PTSD OR（95% CI）
地区（参照：永安镇）					
广济镇	1.04 (0.79, 1.38)	**2.33** **(1.72, 3.15)**	0.99 (0.73, 1.35)	**1.62** **(1.15, 2.28)**	0.86 (0.55, 1.34)
P	0.767	**<0.0001**	0.968	**0.006**	0.494
性别（参照：男）					
女	**2.11** **(1.46, 3.05)**	1.25 (0.87, 1.80)	1.38 (0.94, 2.04)	1.33 (0.87, 2.04)	1.51 (0.89, 2.55)
P	**<0.0001**	0.225	0.102	0.191	0.125
年龄（参照：16~35 岁）					
35~55 岁	**1.71** **(1.09, 2.69)**	**2.67** **(1.59, 4.49)**	1.44 (0.83, 2.51)	1.37 (0.76, 2.47)	1.14 (0.54, 2.42)
P	**0.019**	**<0.0001**	0.198	0.292	0.727
>55 岁	**1.69** **(1.04, 2.75)**	**2.27** **(1.28, 4.02)**	1.60 (0.88, 2.91)	1.36 (0.72, 2.59)	2.11 (0.93, 4.82)
P	**0.034**	**0.005**	0.124	0.342	0.076

续表

	T2 – PTSD	T8 – PTSD	T14 – PTSD	T26 – PTSD	T44 – PTSD
	OR（95% CI）	OR（95% CI）	OR（95% CI）	OR（95% CI）	OR（95% CI）
婚姻状况（参照：未婚）					
已婚	**1. 75**	1. 46	1. 20	1. 10	1. 36
	（1. 16，2. 74）	（0. 88，2. 41）	（0. 65，2. 19）	（0. 63，1. 93）	（0. 61，3. 02）
P	**0. 015**	0. 141	0. 563	0. 730	0. 451
教育程度（参照：中学及以上）					
小学及以下	**1. 54**	1. 34	**1. 51**	1. 36	0. 63
	（1. 10，2. 15）	（0. 92，1. 96）	**（1. 01，2. 24）**	（0. 89，2. 09）	（0. 37，1. 08）
P	**0. 012**	0. 133	**0. 043**	0. 158	0. 090
收入（参照：≥1800 元）					
≤900 元	0. 77	1. 40	0. 83	1. 05	0. 85
	（0. 36，1. 67）	（0. 94，2. 08）	（0. 55，1. 24）	（0. 68，1. 60）	（0. 46，1. 60）
P	0. 507	0. 098	0. 353	0. 838	0. 621
900 ~ 1800 元	0. 81	**1. 56**	0. 91	1. 25	1. 27
	（0. 37，1. 79）	**（1. 05，2. 34）**	（0. 64，1. 28）	（0. 86，1. 82）	（0. 76，2. 13）
P	0. 601	**0. 029**	0. 589	0. 242	0. 365
抽烟（参照：是）					
否	0. 81	1. 13	0. 88	1. 43	0. 82
	（0. 56，1. 18）	（0. 77，1. 66）	（0. 59，1. 32）	（0. 92，2. 22）	（0. 47，1. 42）
P	0. 272	0. 522	0. 542	0. 116	0. 474
饮酒（参照：是）					
否	**1. 75**	**1. 59**	**1. 55**	1. 25	1. 21
	（1. 23，2. 48）	**（1. 08，2. 35）**	**（1. 03，2. 33）**	（0. 80，1. 96）	（0. 68，2. 14）
P	**0. 002**	**0. 019**	**0. 035**	0. 320	0. 519
社会支持（参照：高）					
低		**1. 53**	0. 81	0. 75	0. 65
		（1. 12，2. 09）	（0. 58，1. 13）	（0. 53，1. 05）	（0. 41，1. 03）
P		**0. 008**	0. 209	0. 096	0. 065

注：OR 代表比值比，95% CI 代表 95% 的置信区间。

由表 3 - 4 可知，当所有变量进入模型，PTSD 与地区、性别、年龄、婚姻状况、饮酒、教育程度、社会支持显著相关。地区、教育程度与 PTSD 的相关是不稳定的，地区与 PTSD 在震后 8 个和 26 个月显著相关，教育程度与 PTSD 在震后 2 个和 14 个月显著相关。性别、婚姻状况、饮酒、社会支持与 PTSD 的相关随着时间的推移而减弱。年龄、收入与 PTSD 在震后 8 个月相关最强。

震后 2 个月 PTSD 与性别、年龄、婚姻状况及教育程度、饮酒状况显著相关。

（1）女性发生 PTSD 的风险高于男性（OR = 2.11，95% CI：1.46 ~ 3.05）。

（2）35 ~ 55 岁年龄组的人发生 PTSD 的风险高于 16 ~ 35 岁年龄组的人（OR = 1.71，95% CI：1.09 ~ 2.69）；55 岁以上年龄组发生 PTSD 的风险高于 16 ~ 35 岁年龄组（OR = 1.69，95% CI：1.04 ~ 2.75）。

（3）已婚的人发生 PTSD 的风险高于未婚的人（OR = 1.75，95% CI：1.16 ~ 2.74）。

（4）小学及以下教育程度的人发生 PTSD 的风险高于中学以上教育程度的人（OR = 1.54，95% CI：1.10 ~ 2.15）。

（5）不饮酒的人发生 PTSD 的风险高于饮酒的人（OR = 1.75，95% CI：1.23 ~ 2.48）。

震后 8 个月 PTSD 与地区、年龄、收入、饮酒、社会支持显著相关。

（1）广济镇居民发生 PTSD 的风险高于永安镇居民（OR = 2.33，95% CI：1.72 ~ 3.15）。

（2）35 ~ 55 岁年龄组的人发生 PTSD 的风险高于 16 ~ 35 岁年龄组的人（OR = 2.67，95% CI：1.59 ~ 4.49）；55 岁以上年龄组的人发生 PTSD 的风险高于 16 ~ 35 岁年龄组的人（OR = 2.27，95% CI：1.28 ~ 4.02）。

（3）家庭月收入在 900～1800 元的人发生 PTSD 的风险高于家庭月收入 1800 元以上的人（OR = 1.56，95% CI：1.05～2.34）。

（4）不饮酒的人发生 PTSD 的风险高于饮酒的人（OR = 1.59，95% CI：1.08～2.35）。

（5）低社会支持的人发生 PTSD 的风险高于高社会支持的人（OR = 1.53，95% CI：1.12～2.09）。

震后 14 个月 PTSD 与教育程度、饮酒状况显著相关。

（1）小学及以下教育程度的人发生 PTSD 的风险高于中学以上的人（OR = 1.51，95% CI：1.01～2.24）。

（2）不饮酒的人发生 PTSD 的风险高于饮酒的人（OR = 1.55，95% CI：1.03～2.33）。

震后 26 个月 PTSD 与地区显著相关。

广济镇居民发生 PTSD 的风险高于永安镇的居民（OR = 1.62，95% CI：1.15～2.28）。

震后 44 个月 PTSD 与各社会人口学变量不存在统计意义上的相关。

（四）PTSD 回避症状的影响因素

以 PTSD 回避症状为因变量，以社会人口学因素、健康习惯、社会支持为自变量进行线性回归分析。

表 3 - 5 PTSD 回避症状的影响因素分析

	T2 - 回避	T8 - 回避	T14 - 回避	T26 - 回避	T44 - 回避
	B（95% CI）	B（95% CI）	B（95% CI）	B（95% CI）	B（95% CI）
地区（参照：永安镇）					
广济镇	- 0.046 （- 0.22，0.35）	**0.196** **（0.29，0.51）**	**- 0.101** **（- 0.28，- 0.07）**	- 0.023 （- 015，0.07）	- 0.026 （- 0.13，0.05）
P	0.151	**< 0.0001**	**0.001**	0.454	0.399

续表

	T2 - 回避	T8 - 回避	T14 - 回避	T26 - 回避	T44 - 回避
	B（95% CI）	B（95% CI）	B（95% CI）	B（95% CI）	B（95% CI）
性别（参照：男）					
女	0.053	0.047	0.045	**0.079**	0.063
	（-0.06，0.28）	（-0.04，0.24）	（-0.05，0.21）	**（0.01，0.28）**	（-0.01，0.21）
P	0.216	0.175	0.231	**0.045**	0.077
年龄（参照：16~35 岁）					
35~55 岁	0.040	**0.105**	-0.012	0.074	0.073
	（-0.13，0.29）	**（0.04，0.38）**	（-0.19，0.15）	（-0.05，0.31）	（-0.04，0.26）
P	0.467	**<0.013**	0.818	0.149	0.144
>55 岁	-0.170	**0.111**	0.046	0.030	**0.143**
	（-0.26，0.19）	**（0.04，0.43）**	（-0.10，0.27）	（-0.14，0.25）	**（0.07，0.40）**
P	0.763	**0.017**	0.385	0.578	**0.006**
婚姻状况（参照：未婚）					
已婚	0.470	0.031	0.043	0.036	0.010
	（-0.06，0.36）	（0.08，0.28）	（-0.06，0.31）	（-0.07，0.27）	（-0.13，0.18）
P	0.163	0.265	0.172	0.259	0.748
教育程度（参照：中学及以上）					
小学及以下	0.007	0.053	0.062	-0.005	-0.065
	（-0.14，0.18）	（-0.02，0.26）	（-0.01，0.24）	（-0.14，0.12）	（-0.2，0.01）
P	0.838	0.100	0.061	0.883	0.053
收入（参照：≥1800 元）					
≤900 元	0.013	0.043	-0.009	-0.002	-0.031
	（-0.33，0.38）	（-0.06，0.23）	（-0.15，0.12）	（-0.14，0.13）	（-0.18，0.07）
P	0.881	0.236	0.798	0.953	0.361
900~1800 元	0.007	0.053	0.007	0.021	0.003
	（-0.35，0.38）	（-0.03，0.26）	（-0.10，0.13）	（-0.09，0.16）	（-0.11，0.11）
P	0.937	0.122	0.820	0.533	0.920
抽烟（参照：是）					
否	-0.010	0.033	-0.009	0.061	-0.036
	（-0.19，0.15）	（-0.07，0.22）	（-0.15，0.11）	（-0.02，0.25）	（-0.17，0.05）
P	0.811	0.323	0.803	0.102	0.300

续表

	T2 - 回避	T8 - 回避	T14 - 回避	T26 - 回避	T44 - 回避
	B（95% CI）	B（95% CI）	B（95% CI）	B（95% CI）	B（95% CI）
饮酒（参照：是）					
否	**0.128**	0.056	**0.071**	0.057	0.081
	（0.11，0.44）	（-0.02，0.27）	**（0.00，0.26）**	（-0.03，0.24）	（0.02，0.25）
P	**0.001**	0.094	**0.051**	0.114	0.024
社会支持（参照：高）					
低		0.055	**-0.086**	0.003	**-0.065**
		（-0.01，0.23）	**（-0.26，-0.05）**	（-0.11，0.11）	**（-0.19，-0.01）**
P		0.058	**0.005**	0.998	**0.036**

注：B 代表 Beta 值，95% CI 代表 95% 的置信区间。

由表 3 - 5 可知，当所有变量进入模型，PTSD 回避症状与地区、性别、年龄、饮酒、社会支持显著相关。地区与 PTSD 回避症状的相关是不稳定的，地区与 PTSD 回避症状在震后 8 个和 14 个月显著相关。饮酒、社会支持与 PTSD 回避症状的相关随着时间的推移而减弱。相比男性，女性在震后 26 个月表现出了显著的回避症状。相比年轻人，55 岁以上老人在震后 8 个和 44 个月表现出了显著的回避症状。

震后 2 个月 PTSD 回避症状与饮酒状况显著相关。

不饮酒的人发生 PTSD 回避症状的风险高于饮酒的人（Beat = 0.128，95% CI：0.11 ~ 0.44）。

震后 8 个月 PTSD 回避症状与地区、年龄显著相关。

（1）广济镇居民发生 PTSD 回避症状风险高于永安镇居民（Beat = 0.196，95% CI：0.29 ~ 0.51）。

（2）35 ~ 55 岁年龄组的人发生 PTSD 回避症状的风险高于 16 ~ 35 岁年龄组的人（Beat = 0.105，95% CI：0.04 ~ 0.38）；55 岁以上年龄组的人发生 PTSD 回避症状的风险高于 16 ~ 35 岁年龄组的人（Beat = 0.111，95% CI：0.04 ~ 0.43）。

震后 14 个月 PTSD 回避症状与地区、饮酒状况、社会支持显著相关。

（1）广济镇居民发生 PTSD 回避症状的风险低于永安镇居民 ［Beat = −0.101, 95% CI：−0.28 − （ ~0.07）］。

（2）不饮酒的人发生 PTSD 回避症状的风险高于饮酒的人 （Beat = 0.071, 95% CI：0.00 ~ 0.26）。

（3）社会支持低的人发生 PTSD 回避症状的风险低于社会支持高的人 ［Beat = −0.086, 95% CI：−0.26 ~ （ −0.05）］。

震后 26 个月 PTSD 回避症状与性别显著相关。

女性发生 PTSD 回避症状的风险高于男性 （Beat = 0.079, 95% CI：0.01 ~ 0.28）。

震后 44 个月 PTSD 回避症状与年龄、社会支持显著相关。

（1）55 岁以上年龄组的人发生 PTSD 回避症状的风险高于 16 ~ 35 岁年龄组的人 （Beat = 0.143, 95% CI：0.07 ~ 0.40）。

（2）社会支持低的人发生 PTSD 回避症状的风险低于社会支持高的人 ［Beat = −0.065, 95% CI：−0.19 ~ （ −0.01）］。

（五） PTSD 闯入症状的影响因素

以 PTSD 闯入症状为因变量，以社会人口学因素、健康习惯、社会支持为自变量进行线性回归分析。

表 3 − 6　PTSD 闯入症状的影响因素分析

	T2 − 闯入	T8 − 闯入	T14 − 闯入	T26 − 闯入	T44 − 闯入
	B （95% CI）	B （95% CI）	B （95% CI）	B （95% CI）	B （95% CI）
地区（参照：永安镇）					
广济镇	0.021 （−0.11, 0.22）	**0.197** **（0.34, 0.59）**	**0.063** **（0.01, 0.24）**	**0.065** **（0.01, 0.28）**	0.001 （−0.11, 0.11）
P	0.510	**< 0.0001**	**0.037**	**0.036**	0.976

	T2 – 闯入	T8 – 闯入	T14 – 闯入	T26 – 闯入	T44 – 闯入
	B（95%CI）	B（95%CI）	B（95%CI）	B（95%CI）	B（95%CI）
性别（参照：男）					
女	**0.187**	**0.112**	**0.148**	**0.122**	**0.107**
	（0.28，0.71）	**（0.11，0.44）**	**（0.15，0.43）**	**（0.11，0.45）**	**（0.07，0.33）**
P	**＜0.0001**	**＜0.001**	**＜0.0001**	**0.002**	**0.003**
年龄（参照：16~35岁）					
35~55岁	**0.137**	**0.228**	**0.144**	**0.120**	0.088
	（0.09，0.61）	**（0.35，0.72）**	**（0.09，0.47）**	**（0.05，0.49）**	（-0.02，0.34）
P	**0.010**	**＜0.0001**	**0.004**	**0.017**	0.074
＞55岁	**0.158**	**0.210**	**0.164**	**0.164**	0.097
	（0.13，0.70）	**（0.30，0.73）**	**（0.13，0.54）**	**（0.14，0.62）**	（-0.01，0.39）
P	**0.004**	**＜0.0001**	**0.002**	**0.002**	0.064
婚姻状况（参照：未婚）					
已婚	**0.070**	0.026	0.007	0.042	0.029
	（0.03，0.55）	（-0.10，0.30）	（-0.18，0.23）	（-0.07，0.36）	（-0.10，0.27）
P	**0.032**	0.334	0.827	0.177	0.373
教育程度（参照：中学及以上）					
小学及以下	**0.087**	0.056	**0.085**	**0.093**	-0.016
	（0.05，0.45）	（-0.01，0.30）	**（0.05，0.32）**	**（0.07，0.40）**	（-0.17，0.10）
P	**0.013**	0.074	**0.009**	**0.006**	0.638
收入（参照：≥1800元）					
≤900元	0.010	**0.081**	-0.017	0.015	0.033
	（-0.41，0.47）	**（0.03，0.35）**	（-0.19，0.11）	（-0.14，0.21）	（-0.08，0.22）
P	0.897	**0.020**	0.609	0.673	0.327
900~1800元	0.057	**0.088**	0.001	0.019	0.032
	（-0.29，0.61）	**（0.06，0.38）**	（-0.13，0.13）	（-0.11，0.20）	（-0.06，0.20）
P	0.481	**0.008**	0.980	0.566	0.309
抽烟（参照：是）					
否	0.009	0.032	0.006	0.032	-0.013
	（-0.19，0.24）	（-0.08，0.25）	（-0.13，0.16）	（-0.10，0.25）	（-0.16，0.11）
P	0.823	0.327	0.858	0.389	0.710

	T2 - 闯入	T8 - 闯入	T14 - 闯入	T26 - 闯入	T44 - 闯入
	B（95% CI）	B（95% CI）	B（95% CI）	B（95% CI）	B（95% CI）
饮酒（参照：是）					
否	**0.081**	**0.106**	0.058	0.041	0.064
	(0.02，0.43)	**(0.11，0.45)**	(-0.03，0.26)	(-0.07，0.27)	(-0.01，0.27)
P	**0.033**	**0.001**	0.105	0.249	0.071
社会支持（参照：高）					
低		**0.068**	0.007	-0.040	-0.014
		(0.03，0.30)	(-0.11，0.14)	(-0.24，0.04)	(-0.14，0.09)
P		**0.014**	0.816	0.156	0.657

注：B 代表 Beta 值，95% CI 代表 95% 的置信区间。

由表 3 - 6 可知，当所有变量进入模型，PTSD 闯入症状与地区、性别、年龄、婚姻状况、教育程度、收入、饮酒、社会支持显著相关。地区、教育程度、收入与 PTSD 闯入症状的相关是不稳定的，地区与 PTSD 闯入症状在震后 8 个、14 个和 26 个月显著相关。相比男性，女性在震后 2~44 个月均表现了显著的闯入症状。相比 16~35 岁以下的人，35 岁以上的人在震后 2~26 个月均表现了显著的闯入症状。婚姻状况与 PTSD 闯入症状在震后 2 个月显著相关。教育程度与 PTSD 闯入症状在震后 2 个、14 个和 26 个月显著相关。收入、社会支持与 PTSD 闯入症状在震后 8 个月显著相关。相比不饮酒的人，饮酒的人在震后 2 个和 8 个月表现了显著的闯入症状。

震后 2 个月 PTSD 闯入症状与性别、年龄、婚姻、教育程度、饮酒状况显著相关。

（1）女性发生 PTSD 闯入症状的风险高于男性（Beat = 0.187，95% CI：0.28~0.71）。

（2）35~55 岁年龄组的人发生 PTSD 闯入症状的风险高于16~35 岁年龄组的人（Beat = 0.137，95% CI：0.09~0.61）；55 岁以上

年龄组的人发生 PTSD 闯入症状的风险高于 16～35 岁年龄组的人（Beat = 0.158, 95% CI：0.13～0.70）。

（3）已婚的人发生 PTSD 闯入症状的风险高于未婚的人（Beat = 0.070, 95% CI：0.03～0.55）。

（4）低教育程度的人发生 PTSD 闯入症状的风险高于高教育程度的人（Beat = 0.087, 95% CI：0.05～0.45）。

（5）不饮酒的人发生 PTSD 闯入症状的风险高于饮酒的人（Beat = 0.081, 95% CI：0.02～0.43）。

震后 8 个月 PTSD 闯入症状与地区、性别、年龄、收入、饮酒、社会支持显著相关。

（1）广济镇居民发生 PTSD 闯入症状的风险高于永安镇居民（Beat = 0.197, 95% CI：0.34～0.59）。

（2）女性发生 PTSD 闯入症状的风险高于男性（Beat = 0.112, 95% CI：0.11～0.44）。

（3）35～55 岁年龄组的人发生 PTSD 闯入症状的风险高于16～35 岁年龄组的人（Beat = 0.228, 95% CI：0.35～0.72）；55 岁以上年龄组的人发生 PTSD 闯入症状的风险高于 16～35 岁年龄组的人（Beat = 0.210, 95% CI：0.30～0.73）。

（4）收入小于等于 900 元的人发生 PTSD 闯入症状的风险高于收入大于等于 1800 元的人（Beat = 0.081, 95% CI：0.03～0.35）；收入在 900～1800 元的人发生 PTSD 闯入症状的风险高于收入大于等于 1800 元的人（Beat = 0.088, 95% CI：0.06～0.38）。

（5）不饮酒的人发生 PTSD 闯入症状的风险高于饮酒的人（Beat = 0.106, 95% CI：0.11～0.45）。

（6）社会支持低的人发生 PTSD 闯入症状的风险高于社会支持高的人（Beat = 0.068, 95% CI：0.03～0.30）。

震后 14 个月 PTSD 闯入症状与地区、性别、年龄、教育程度显著相关。

（1）广济镇居民发生 PTSD 闯入症状的风险高于永安镇居民（Beat = 0.063，95% CI：0.01 ~ 0.24）。

（2）女性发生 PTSD 闯入症状的风险高于男性（Beat = 0.148，95% CI：0.15 ~ 0.43）。

（3）35 ~ 55 岁年龄组的人发生 PTSD 闯入症状的风险高于16 ~ 35 岁年龄组的人（Beat = 0.144，95% CI：0.09 ~ 0.47）；55 岁以上年龄组的人发生 PTSD 闯入症状的风险高于 16 ~ 35 岁年龄组的人（Beat = 0.164，95% CI：0.13 ~ 0.54）。

（4）低教育程度的人发生 PTSD 闯入症状的风险高于高教育程度的人（Beat = 0.085，95% CI：0.05 ~ 0.32）。

震后 26 个月 PTSD 闯入症状与地区、性别、年龄、教育程度显著相关。

（1）广济镇居民发生 PTSD 闯入症状的风险高于永安镇居民（Beat = 0.065，95% CI：0.01 ~ 0.28）。

（2）女性发生 PTSD 闯入症状的风险高于男性（Beat = 0.122，95% CI：0.11 ~ 0.45）。

（3）35 ~ 55 岁年龄组的人发生 PTSD 闯入症状的风险高于16 ~ 35 岁年龄组的人（Beat = 0.120，95% CI：0.05 ~ 0.49）；55 岁以上年龄组的人发生 PTSD 闯入症状的风险高于 16 ~ 35 岁年龄组的人（Beat = 0.164，95% CI：0.14 ~ 0.62）。

（4）低教育程度的人发生 PTSD 闯入症状的风险高于高教育程度的人（Beat = 0.093，95% CI：0.07 ~ 0.40）。

震后 44 个月 PTSD 闯入症状与性别显著相关。

女性发生 PTSD 闯入症状的风险高于男性（Beat = 0.107，95%

CI：0.07~0.33）。

（六） PTSD 警觉症状的影响因素

以 PTSD 警觉症状为因变量，以社会人口学因素、健康习惯、社会支持为自变量进行线性回归分析。

表 3 - 7　PTSD 警觉症状的影响因素分析

	T2 - 警觉	T8 - 警觉	T14 - 警觉	T26 - 警觉	T44 - 警觉
	B（95% CI）	B（95% CI）	B（95% CI）	B（95% CI）	B（95% CI）
地区（参照：永安镇）					
广济镇	0.055	**0.175**	0.014	**0.103**	0.053
	（-0.02, 0.31）	**（0.26, 0.49）**	（-0.08, 0.13）	**（0.10, 0.34）**	（-0.01, 0.21）
P	0.077	**<0.0001**	0.648	**0.001**	0.080
性别（参照：男）					
女	**0.223**	**0.136**	**0.145**	0.109	0.108
	（0.38, 0.81）	**（0.15, 0.45）**	**（0.13, 0.38）**	（0.07, 0.39）	（0.07, 0.32）
P	**<0.0001**	**<0.0001**	**<0.0001**	0.005	0.002
年龄（参照：16~35岁）					
35~55岁	**0.161**	**0.160**	**0.115**	0.031	0.054
	（0.15, 0.68）	**（0.17, 0.52）**	**（0.03, 0.37）**	（-0.14, 0.27）	（-0.08, 0.28）
P	**0.002**	**<0.0001**	**0.020**	0.534	0.275
>55岁	**0.128**	**0.146**	**0.140**	0.038	0.079
	（0.06, 0.62）	**（0.13, 0.53）**	**（0.07, 0.44）**	（-0.14, 0.30）	（-0.05, 0.35）
P	**0.018**	**0.001**	**0.007**	0.482	0.129
婚姻状况（参照：未婚）					
已婚	0.057	0.021	0.004	**0.062**	0.039
	（-0.03, 0.49）	（-0.11, 0.26）	（-0.17, 0.20）	**（0.01, 0.40）**	（-0.07, 0.29）
P	0.080	0.438	0.906	**0.045**	0.226
教育程度（参照：中学及以上）					
小学及以下	**0.097**	**0.076**	**0.087**	**0.115**	0.015
	（0.09, 0.48）	**（0.03, 0.33）**	**（0.05, 0.29）**	**（0.11, 0.42）**	（-0.10, 0.16）
P	**0.005**	**0.016**	**0.008**	**0.001**	0.644

	T2 - 警觉	T8 - 警觉	T14 - 警觉	T26 - 警觉	T44 - 警觉
	B（95% CI）	B（95% CI）	B（95% CI）	B（95% CI）	B（95% CI）
收入（参照：≥1800 元）					
≤900 元	0.003	- 0.002	0.059	0.026	0.038
	（- 0.43，0.44）	（- 0.15，0.15）	（- 0.02，0.25）	（- 0.10，0.22）	（- 0.06，0.23）
P	0.971	0.963	0.083	0.444	0.262
900～1800 元	0.024	0.064	0.044	0.054	0.033
	（- 0.38，0.52）	（- 0.01，0.30）	（- 0.03，0.20）	（- 0.02，0.26）	（- 0.06，0.20）
P	0.765	0.059	0.166	0.099	0.285
抽烟（参照：是）					
否	- 0.016	0.015	- 0.013	0.076	- 0.034
	（0.26，0.17）	（- 0.12，0.19）	（- 0.15，0.11）	（0.01，0.33）	（- 0.20，0.07）
P	0.690	0.662	0.717	0.039	0.331
饮酒（参照：是）					
否	**0.104**	**0.066**	0.066	0.037	0.065
	（0.09，0.50）	**（0.01，0.31）**	（- 0.01，0.25）	（- 0.07，0.24）	（- 0.01，0.26）
P	**0.006**	**0.060**	0.064	0.298	0.067
社会支持（参照：高）					
低		**0.074**	- 0.050	- 0.018	- 0.043
		（0.04，0.28）	（- 0.20，0.02）	（- 0.16，0.09）	（- 0.19，0.03）
P		**0.009**	0.102	0.559	0.158

注：B 代表 Beta 值，95% CI 代表 95% 的置信区间。

　　由表 3 - 7 可知，当所有变量进入模型，PTSD 警觉症状与地区、性别、年龄、教育程度、饮酒、社会支持显著相关。地区与 PTSD 警觉症状的相关是不稳定的，地区与 PTSD 警觉症状在震后 8个和 26 个月显著相关。性别、年龄与 PTSD 警觉症状在震后 2～14个月显著相关。婚姻状况与 PTSD 警觉症状在震后 26 个月显著相关。教育程度与 PTSD 警觉症状在震后 2～26 个月均显著相关。饮酒与 PTSD 警觉症状在震后 2 个和 8 个月显著相关。社会支持与

PTSD 警觉症状在震后 8 个月显著相关。

震后 2 个月 PTSD 警觉症状与性别、年龄、教育程度、饮酒显著相关。

（1）女性发生 PTSD 警觉症状的风险高于男性（Beat = 0.223，95% CI：0.38 ~ 0.81）。

（2）35 ~ 55 岁年龄组的人发生 PTSD 警觉症状的风险高于 16 ~ 35 岁年龄组的人（Beat = 0.161，95% CI：0.15 ~ 0.68）；55 岁以上年龄组的人发生 PTSD 警觉症状的风险高于 16 ~ 35 岁年龄组的人（Beat = 0.128，95% CI：0.06 ~ 0.62）。

（3）低教育程度的人发生 PTSD 警觉症状的风险高于高教育程度的人（Beat = 0.097，95% CI：0.09 ~ 0.48）。

（4）不饮酒的人发生 PTSD 警觉症状的风险高于饮酒的人（Beat = 0.104，95% CI：0.09 ~ 0.50）。

震后 8 个月 PTSD 警觉症状与地区、性别、年龄、教育程度、饮酒、社会支持显著相关。

（1）广济镇居民发生 PTSD 警觉症状的风险高于永安镇居民（Beat = 0.175，95% CI：0.26 ~ 0.49）。

（2）女性发生 PTSD 警觉症状的风险高于男性（Beat = 0.136，95% CI：0.15 ~ 0.45）。

（3）35 ~ 55 岁年龄组的人发生 PTSD 警觉症状的风险高于 16 ~ 35 岁年龄组的人（Beat = 0.160，95% CI：0.17 ~ 0.52）；55 岁以上年龄组的人发生 PTSD 警觉症状的风险高于 16 ~ 35 岁年龄组的人（Beat = 0.146，95% CI：0.13 ~ 0.53）。

（4）低教育程度的人发生 PTSD 警觉症状的风险高于高教育程度的人（Beat = 0.076，95% CI：0.03 ~ 0.33）。

（5）不饮酒的人发生 PTSD 警觉症状的风险高于饮酒的人

（Beat = 0.066，95% CI：0.01 ~ 0.31）。

（6）社会支持低发生 PTSD 警觉症状的风险低于社会支持高的人（Beat = − 0.074，95% CI：0.04 ~ 0.28）。

震后 14 个月 PTSD 警觉症状与性别、年龄、教育程度显著相关。

（1）女性发生 PTSD 警觉症状的风险高于男性（Beat = 0.145，95% CI：0.13 ~ 0.38）。

（2）35 ~ 55 岁年龄组的人发生 PTSD 警觉症状的风险高于 16 ~ 35 岁年龄组的人（Beat = 0.115，95% CI：0.03 ~ 0.37）；55 岁以上年龄组的人发生 PTSD 警觉症状的风险高于 16 ~ 35 岁年龄组的人（Beat = 0.140，95% CI：0.07 ~ 0.44）。

（3）低教育程度的人发生 PTSD 警觉症状的风险高于高教育程度的人（Beat = 0.087，95% CI：0.05 ~ 0.29）。

震后 26 个月 PTSD 警觉症状与地区、婚姻、教育程度显著相关。

（1）广济镇居民发生 PTSD 警觉症状的风险高于永安镇居民（Beat = 0.103，95% CI：0.10 ~ 0.34）。

（2）已婚的人发生 PTSD 警觉症状的风险高于未婚的人（Beat = 0.062，95% CI：0.01 ~ 0.40）。

（3）低教育程度的人发生 PTSD 警觉症状的风险高于高教育程度的人（Beat = 0.115，95% CI：0.11 ~ 0.42）。

震后 44 个月 PTSD 警觉症状与各变量均不存在显著相关关系。

四　讨论

本部分对震后 2 ~ 44 个月 PTSD 及其三种症状的患病率、影响因素进行了分析，发现 PTSD 的患病率随着时间的推移而降低，

PTSD 的回避、闯入及警觉症状也随着时间的推移而降低。这与以往研究的结论一致。创伤对个体的影响会随着灾后重建及工作、生活的恢复而降低，但应该注意到灾后 44 个月仍有 8% 的人有 PTSD 症状。创伤研究者及政府部门应该重视灾难对个体、社区的长期影响。通过回归分析，笔者发现在不同时点上，PTSD 及其三种症状的影响因素不同。灾难发生短期内，影响 PTSD 及回避、闯入、警觉症状的因素比较多，而在长期状态下，这些因素的影响逐渐减轻甚至消失。代表暴露水平的地区变量在震后 8 个和 26 个月与 PTSD 均相关，与回避症状在震后 8 个和 14 个月显著相关，与闯入症状在震后 8 个、14 个和 26 个月相关，与警觉症状在震后 8 个和 26 个月显著相关。在地震中，广济地区由于属于山地地形，在地震中受到的影响较大，死伤较多。但是笔者发现在震后 14 个月地区与 PTSD 的回避症状出现了反相关，相比安县，广济地区的回避得分较低，这个结果的深层次原因有待进一步发现。性别与 PTSD 仅在震后 2 个月相关，但是影响了震后 2 ~ 44 个月的闯入症状，震后2 ~ 14 个月的警觉症状，震后 26 个月的回避症状。可见，性别与 PTSD 的相关主要表现在闯入、警觉这两个维度上。这可能是由于女性相比男性更敏感，容易受到灾难的惊吓，很难从灾难当时的情景中走出。震后 2 ~ 8 个月，年龄与 PTSD 显著相关，相比 16 ~ 35 岁的人，35 岁以上的人有更严重的 PTSD 症状。年龄影响了震后 8 个月的回避症状，震后 2 ~ 26 个月的闯入症状，震后 2 ~ 14 个月的警觉症状。可能相比年轻人，35 岁以上的人，特别是 35 ~ 55 岁的中年人在灾难中承担着更多的责任和承受着更大的压力。婚姻状况与 PTSD 的相关较弱，仅影响了震后 2 个月的 PTSD。婚姻状况与 PTSD 回避症状在所有时间点上均不相关，与 PTSD 闯入症状在震后 2 个月显著相关，与 PTSD 的警觉症状在震后 26 个月显著相关。相比未婚的人，已婚的人有较高水平的 PTSD。可能相比未婚的人，已婚的人承担了更多的家庭责任，在地震中损失较多。教育程度在震后 2 个和 14 个月与 PTSD 显著相关，并影响了震后 2 个、14 个和 26 个月的闯入症状，以及震后 2 ~ 26 个月的警觉症状。教育程度低的人，受地震的影响，表现出较高的 PTSD 水平，以及高闯入、高警觉症状。教育程度往往影响一个人的认知能力，教育程度高的人对灾难的认知能力也较高，能够增强应对灾难的信心。收入影响了震后 8 个月的 PTSD 及其闯入症状。收入是社会经济地位的重要指标，低收入大大降低了抗风险能力，使得在灾难中较少的损失就能影响低收入家庭正常的生活。饮酒影响了震后 2 ~ 14 个月的 PTSD 水平，并影响了震后 2 个和 14 个月的回避症状，震后 2 个和 8 个月的闯入症状和警觉症状。而吸烟在不同的时间点上均没有显著影响。不饮酒的人 PTSD 及其症状水平都高于饮酒的人，这可能是由于饮酒作为一种应对方式，减轻了灾难带来的压力。社会支持影响了震后 8 个月的 PTSD 水平。相比高的社会支持，低社会支持在震后 14 个和 44 个月 PTSD 回避症状的得分较低，震后 8 个月的 PTSD 闯入症状和警觉症状得分较高。社会支持对 PTSD 的影响出现了方向不一致的结果，低社会支持的人回避得分较低，但是闯入症状及警觉症状得分较高。可能对于低社会支持的人，他们并不擅长与他人交流，所以也不擅长回避自己对灾难的看法，但是闯入及警觉症状相对回避症状更为隐性，所以社会支持得分越低，其闯入及警觉症状越高。另外，社会支持的质量也决定了 PTSD 的水平，灾后物资分配的不均可能导致 PTSD 水平的增高。

总的来说，本书发现 PTSD 及其症状在灾后长期状态下仍然存在，但是具体的影响因素仍需要更进一步的研究和发现。

五 结论

第一，地震后灾民的 PTSD 患病率总体上随着时间变化而降低，PTSD 患病率在不同地区、性别、年龄、婚姻状况、教育程度的人群中存在差异，对于不同地区、年龄段、收入水平的人群在震后某个时间点上 PTSD 患病率上升的趋势需要进一步去探究。

（1）汶川地震 2 个月后，受灾居民的 PTSD 患病率为 58.2%，随着时间有所下降，震后 8 个月为 22.1%，震后 14 个月为 19.8%，震后 26 个月为 19.0%，震后 44 个月时降低到 8.0%。

（2）从不同人群来说，PTSD 患病率在广济镇居民、女性、55 岁以上老人、已婚、小学及以下教育程度人群中偏高。

第二，PTSD 与地区、性别、年龄、婚姻状况、饮酒、教育程度、社会支持显著相关。地区、教育程度与 PTSD 的相关是不稳定的，地区与 PTSD 在震后 8 个和 26 个月显著相关，教育程度与 PTSD 在震后 2 个和 14 个月显著相关。性别、婚姻状况、饮酒、社会支持与 PTSD 的相关随着时间的推移而减弱。年龄、收入与 PTSD 在震后 8 个月相关最强。

（1）震后 2 个月 PTSD 与性别、年龄、婚姻状况及教育程度、饮酒状况相关，女性、35~55 岁、已婚、小学及以下教育程度、不饮酒的人群发生 PTSD 的风险较高。

（2）震后 8 个月 PTSD 与地区、年龄、收入、饮酒、社会支持相关，广济镇居民、35~55 岁、家庭月收入在 900~1800 元、不饮酒、低社会支持的人群发生 PTSD 的风险较高。

（3）震后 14 个月 PTSD 与教育程度、饮酒状况相关，小学及以下教育程度、不饮酒的人群发生 PTSD 的风险较高。

（4）震后 26 个月 PTSD 与地区相关，广济镇居民发生 PTSD 的风险较高。

（5）震后 44 个月 PTSD 与各变量不存在统计意义上的相关。

第三，PTSD 回避症状与地区、性别、年龄、饮酒、社会支持显著相关。地区与 PTSD 回避症状的相关是不稳定的，地区与 PTSD 回避症状在震后 8 和 14 个月显著相关。饮酒、社会支持与 PTSD 回避症状的相关随着时间的推移而减弱。相比男性，女性在震后 26 个月表现出显著的回避症状。相比年轻人，55 岁以上老人在震后 8 个和 44 个月表现出了显著的回避症状。

（1）震后 2 个月 PTSD 回避症状与饮酒状况显著相关。

（2）震后 8 个月 PTSD 回避症状与地区、年龄显著相关。

（3）震后 14 个月 PTSD 回避症状与地区、饮酒状况、社会支持显著相关。

（4）震后 26 个月 PTSD 回避症状与性别显著相关。

（5）震后 44 个月 PTSD 回避症状与年龄、社会支持显著相关。

第四，PTSD 闯入症状与地区、性别、年龄、婚姻状况、教育程度、收入、饮酒、社会支持显著相关。地区、教育程度、收入与 PTSD 闯入症状的相关是不稳定的，地区与 PTSD 闯入症状在震后 8 个、14 个和 26 个月显著相关。相比男性，女性在震后 2 ~ 44 个月均表现出显著的闯入症状。相比 16 ~ 35 岁以下的人，35 岁以上的人在震后 2 ~ 26 个月均表现出显著的闯入症状。婚姻状况与 PTSD 闯入症状在震后 2 个月显著相关。教育程度与 PTSD 闯入症状在震后 2 个、14 个和 26 个月显著相关。收入、社会支持与 PTSD 闯入症状在震后 8 个月显著相关。相比不饮酒的人，饮酒的人在震后 2 个和 8 个月表现出显著的闯入症状。

（1）震后 2 个月 PTSD 闯入症状与性别、年龄、婚姻、教育程度、饮酒状况显著相关。

（2）震后 8 个月 PTSD 闯入症状与地区、性别、年龄、收入、饮酒、社会支持显著相关。

（3）震后 14 个月 PTSD 闯入症状与地区、性别、年龄、教育程度显著相关。

（4）震后 26 个月 PTSD 闯入症状与地区、性别、年龄、教育程度显著相关。

（5）震后 44 个月 PTSD 闯入症状与性别显著相关。

第五，PTSD 警觉症状与地区、性别、年龄、教育程度、饮酒、社会支持显著相关。地区与 PTSD 警觉症状的相关是不稳定的，地区与 PTSD 警觉症状在震后 8 个和 26 个月显著相关。性别、年龄与 PTSD 警觉症状在震后 2～14 个月显著相关。婚姻状况与 PTSD 警觉症状在震后 26 个月显著相关。教育程度与 PTSD 警觉症状在震后 2～26 个月均显著相关。饮酒与 PTSD 警觉症状在震后 2 个和 8 个月显著相关。社会支持与 PTSD 警觉症状在震后 8 个月显著相关。

（1）震后 2 个月 PTSD 警觉症状与性别、年龄、教育程度、饮酒显著相关。

（2）震后 8 个月 PTSD 警觉症状与地区、性别、年龄、教育程度、饮酒、社会支持显著相关。

（3）震后 14 个月 PTSD 警觉症状与性别、年龄、教育程度显著相关。

（4）震后 26 个月 PTSD 警觉症状与地区、婚姻、教育程度显著相关。

（5）震后 44 个月 PTSD 警觉症状与各变量均不存在显著相关关系。

第四章 震后灾民抑郁的
变化及影响因素

抑郁与 PTSD 常见于创伤事件影响的人群中，两者经常以共病的形式存在，目前灾后健康相关研究对 PTSD 进行了大量探究，而对抑郁的重视不够。已有研究表明，抑郁在灾民中的患病率甚至超过了 PTSD，目前仅有少量研究对汶川地震后灾民的抑郁患病率及影响因素进行了分析。PTSD、抑郁之间的关系有三个方面，PTSD 可能导致抑郁，那么长期状态下抑郁的患病率可能升高；抑郁导致 PTSD，那么长期状态下，抑郁的患病率可能降低；两者也可能互相影响，这使得对抑郁患病率随时间的变化研究同样重要。此外，在震后环境中，哪些因素影响了抑郁，这些因素是否随着时间而变化，也是一个需要探究的问题。本章将描述分析汶川地震后灾民抑郁的变化及影响因素，以期为灾后有针对性的长期干预提供参考。

一 研究对象

灾难研究给研究计划的制定带来很多困难，由于本书的第一次数据是在震后 2 个月收集的，当时考虑短时间内尽可能收集到最相关的信息，在精神健康指标中只测查了被访者的 PTSD 症状，而没有测查抑郁症状，因此，震后 2 个月的抑郁数据全部缺失。本部分纳入的样本为震后 8～44 个月四次测查的全部人群，详细描述见

第三章表 3 - 1。

二　统计方法

本书运用描述分析方法，报告连续变量在不同时间点上的平均数、标准差等指标，对分类变量报告其在不同时间点上的百分比。此外，还将运用卡方检验来对两个分类变量的相关进行分析。卡方检验被应用于两个率或两个构成比比较的卡方检验。

另外，本书还运用推断性分析方法，以抑郁为因变量，社会人口学信息、健康习惯、社会支持等其他变量为自变量，运用二元逻辑回归分析，探究不同时间点上抑郁的影响因素。

三　研究结果

（一）震后抑郁的变化

对震后 8 ~ 44 个月抑郁得分进行描述分析，频数 (n)、均值 (Mean)、标准差 (SD) 报告见表 4 - 1。

表 4 - 1　抑郁得分情况

	(n)	Mean	SD
T8	1344	17. 34	8. 22
T14	1210	16. 73	6. 45
T26	1174	18. 04	6. 60
T44	1281	13. 66	6. 31

由表 4 - 1 可知，灾民的抑郁得分在震后 8 个月为 17.34 分，震后 14 个月为 16.73 分，震后 26 个月为 18.04 分，震后 44 个月为 13.66 分。

为了更清晰地描述震后 8 ~ 44 个月抑郁得分及患病率的变化趋势，见图 4 - 1。

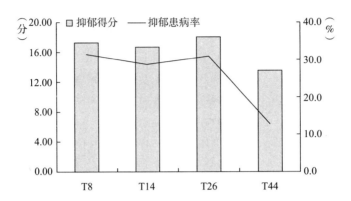

图 4 - 1　震后 8 ~ 44 个月抑郁的变化趋势

注：左侧纵坐标轴代表抑郁得分，右侧纵坐标轴代表抑郁患病率比例。

由图 4 - 1 可知，抑郁得分在震后 8 ~ 26 个月相对稳定，在震后 44 个月降到一个较低的水平。对于震后灾民抑郁的患病率，震后 8 个月为 31.3%，震后 14 个月为 28.8%，震后 26 个月为 30.9%，震后 44 个月降低到较低水平，为 12.8%。

（二）震后不同人群抑郁的变化及内部差异

对震后 8 ~ 44 个月在不同人群中抑郁的患病率及内部差异报告见表 4 - 2。

表 4 - 2　震后 8 ~ 44 个月不同人群的抑郁患病率及内部差异

		T8	T14	T26	T44
		% (n)	% (n)	% (n)	% (n)
地区	永安镇	**23.1 (136)**	27.3 (156)	28.2 (145)	11.4 (72)
	广济镇	**37.8 (284)***	30.2 (192)	33.0 (217)	12.8 (83)
性别	男	**26.8 (129)**	26.3 (138)	**27.7 (137)**	**10.1 (64)**
	女	**33.9 (291)**	30.7 (210)	**33.2 (225)***	**14.1 (91)***
民族	汉族	31.5 (410)	29.1 (342)	30.7 (350)	12.3 (152)
	其他	24.4 (10)	18.8 (6)	35.3 (12)	7.1 (3)

		T8	T14	T26	T44
		% (n)	% (n)	% (n)	% (n)
年龄	16~35 岁	**16.2 (38)**	25.8 (41)	**20.0 (31)**	8.6 (16)
	35~55 岁	**32.5 (205)**	27.8 (174)	**31.6 (178)**	12.7 (85)
	>55 岁	**37.2 (177)** ***	31.4 (133)	**33.6 (153)** **	12.8 (54)
婚姻状况	已婚	32.1 (387)	28.9 (318)	30.8 (320)	12.5 (141)
	未婚	24.4 (33)	27.8 (30)	31.3 (42)	9.1 (14)
教育程度	小学及以下	**35.1 (337)**	30.4 (266)	**34.0 (291)**	12.7 (115)
	中学及以上	**21.8 (83)** ***	24.6 (82)	**22.5 (71)** ***	10.8 (40)
收入	≤900 元	**35.9 (199)**	33.3 (98)	34.9 (107)	13.2 (32)
	900~1800 元	**31.8 (141)**	26.1 (103)	30.8 (105)	12.9 (37)
	≥1800 元	**22.5 (71)** ***	27.8 (138)	27.0 (130)	11.1 (76)

注: *** p<0.001, ** p<0.01, * p<0.05。

由表 4-2 可知，抑郁在不同的地区、性别、年龄、教育程度及收入水平人群中存在显著差异。震后 8 个月，抑郁在地区、性别、年龄、教育程度、收入上存在显著差异，广济镇居民、女性、55 岁以上的老年人、小学及以下教育程度的人群、家庭月收入小于等于 900 元的人群发生抑郁的风险较高。震后 14 个月，抑郁在各个变量上均不存在显著差异。震后 26 个月，抑郁在性别、年龄、教育程度上存在显著差异，女性、55 岁以上的老年人、小学及以下教育程度的人群发生抑郁的风险较高。震后 44 个月，抑郁在性别上存在显著差异，女性更易发生抑郁。

为了更清晰地描述震后 8~44 个月在不同人群中抑郁的患病率变化趋势，见图 4-2。

从图 4-2 可知，震后 8~44 个月，不同地区、性别、年龄段、教育程度、收入水平的人群抑郁患病率存在显著差异。

（1）对于不同地区的人群，广济镇居民的抑郁患病率高于永

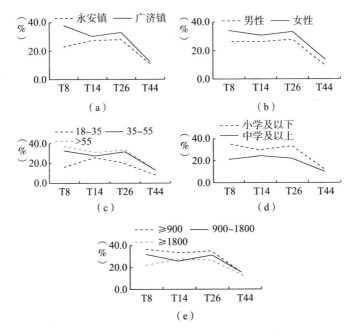

图 4 - 2　震后 8 ~ 44 个月不同人群的抑郁患病率的变化趋势

注：纵坐标代表抑郁患病率比例。

安镇居民，这可能与广济镇居民在地震中受到的暴露较多有关，汶川地震后广济镇的人员伤亡和房屋倒塌都较严重。震后 14 个月永安镇的抑郁患病率小幅上升，而广济镇居民的抑郁患病率则小幅下降。震后 26 个月两个地区居民抑郁患病率均升高，震后 44 个月两个地区居民的抑郁患病率均下降［见图 4 - 2（a）］。

永安镇居民在震后 8 个月抑郁患病率为 23.1%，震后 14 个月升高到 27.3%，震后 26 个月继续升高到 28.3%，震后 44 个月下降到 11.4%。对于广济镇居民来说，震后 8 个月抑郁患病率为 37.8%，震后 14 个月下降到 30.2%，震后 26 个月上升至 33.0%，震后 44 个月下降到 12.8%。两地居民的抑郁患病率在地震后出现的波动及变化趋势的不同是否由于灾后救助政策的不同，两地居民抑郁患病率在震后 26 个月均升高是否受 PTSD 与抑郁关系的影响，有待进一步探究。

（2）对于不同性别的人群，女性抑郁的患病率要高于男性，这可能与女性在灾难中更脆弱、负向归因更多的心理机制有关。震后 8～44 个月，不同性别人群的抑郁患病率均处于下降趋势［见图 4-2（b）］。

女性在震后 8 个月抑郁患病率为 33.9%，震后 14 个月下降为 30.7%，震后 26 个月小幅升高到 33.2%，震后 44 个月下降到 14.1%。对于男性来说，震后 8 个月抑郁患病率为 26.8%，震后 14 个月小幅下降到 26.3%，震后 26 个月上升至 27.2%，最震后 44 个月下降到 10.1%。

（3）对于不同年龄段的人群，大于 55 岁年龄段的人群抑郁患病率要高于其他两个年龄段人群的患病率，这与 55 岁以上的老年人抑郁患病率较高的特点一致。震后 14 个月，18～35 岁年龄段人群抑郁的患病率上升，而其他两个年龄段则呈下降趋势。震后 26 个月，18～35 岁年龄段人群抑郁的患病率下降，而其他两个年龄段则呈上升趋势。震后 44 个月，不同年龄段人群的抑郁患病率均处于下降趋势［见图 4-2（c）］。

对于 18～35 岁的人群来说，震后 8 个月抑郁的患病率为 16.2%，震后 14 个月升高到 25.8%，震后 26 个月下降到 20.0%，震后 44 个月为 8.6%。对于 35～55 岁的人群来说，震后 8 个月抑郁的患病率为 32.5%，震后 14 个月降低到 27.8%，震后 26 个月小幅上升到 31.6%，震后 44 个月为 12.7%。对于 55 岁以上的人群来说，震后 8 个月抑郁的患病率为 37.2%，震后 14 个月降低到 31.4%，震后 26 个月小幅上升到 33.6%，震后 44 个月降低为 12.8%。不同年龄段震后不同时间点上的不同变化趋势，是否与震后抑郁与 PTSD 的关系有关，有待进一步探究。

（4）对于不同教育程度的人群，小学及以下教育程度人群抑郁的患病率要高于中学及以上人群的抑郁患病率，这与低教育程度的人抑郁患病率往往较高的特点一致。震后 14 个月，小学及以下教育程度人群抑郁的患病率下降，而中学及以上教育程度人群抑郁患病率则呈上升趋势。震后 26 个月，小学及以下教育程度人群抑郁的患病率上升，而中学及以上教育程度人群抑郁患病率则呈下降趋势。震后 44 个月，不同教育水平人群的抑郁患病率均处于下降趋势［见图 4-2（d）］。

对于小学及以下水平的人，地震发生 8 个月后抑郁的患病率为 35.1%，震后 14 个月降低到 30.4%，震后 26 个月有所升高至 34.0%，震后 44 个月下降到 12.7%。对于中学及以上水平的人，地震发生 8 个月后抑郁的患病率为 21.8%，震后 14 个月升高到 24.6%，震后 26 个月小幅降低到 22.5%，震后 44 个月继续下降到 10.8%。小学及以下教育程度人群震后抑郁患病率出现的先下降后上升，而中学及以上教育程度人群抑郁患病率出现的先上升后下降的趋势，需要进一步去探究。

（5）对于不同收入水平的人群，家庭月收入小于等于 900 元的人群抑郁患病率要高于其他收入人群，这与低收入人群往往抑郁患病率较高的特点一致。在震后 14 个月，家庭月收入大于等于 1800 元的人群抑郁患病率升高，而其他收入人群则呈下降趋势。在震后 26 个月，家庭月收入大于等于 1800 元的人群抑郁患病率下降，而其他收入人群则呈上升趋势。震后 44 个月，不同收入水平人群的抑郁患病率均处于下降趋势［见图 4-2（e）］。

对于家庭月收入小于 900 元的人群，地震发生 8 个月后抑郁的患病率为 35.8%，震后 14 个月降低到 33.3%，之后略有升高，在震后 26 个月为 34.9%，最后在震后 44 个月降低为 13.2%。对于家庭月收入在 900~1800 元的人群，地震发生 8 个月后抑郁的患病率为 31.8%，震后 14 个月降低到 26.1%，之后略有升高，在震后 26 个月为 30.8%，最后在震后 44 个月降低到 12.9%。对于家庭月收入大于 1800 元的人群，地震发生 8 个月后抑郁的患病率为 22.5%，震后 14 个月略有升高到 27.8%，之后小幅下降，在震后 26 个月为 27.0%，最后在震后 44 个月降低到 11.1%。不同收入水平在不同时间点上抑郁患病率的变化不同需要未来的研究进一步去探究。

（三）震后抑郁的影响因素

以抑郁为因变量，以社会人口学因素、健康习惯、社会支持变量为自变量，进行二元逻辑回归分析。

表 4 - 3　抑郁影响因素的二元逻辑回归分析

	T8 – CESD OR（95%CI）	T14 – CESD OR（95%CI）	T26 – CESD OR（95%CI）	T44 – CESD OR（95%CI）
地区（参照：永安镇）				
广济镇	**1.99** **(1.53，2.59)**	0.99 (0.76，1.31)	1.31 (0.98，1.73)	0.95 (0.66，1.39)
P	**<0.0001**	0.992	0.065	0.804
性别（参照：男）				
女	1.13 (0.82，1.57)	1.08 (0.77，1.51)	0.92 (0.65，1.31)	1.56 (0.99，2.44)
P	0.450	0.663	0.655	0.051
年龄（参照：16~35 岁）				
35~55 岁	**2.08** **(1.35，3.23)**	0.99 (0.63，1.55)	**1.70** **(1.02，2.82)**	1.40 (0.73，2.70)
P	**0.001**	0.960	**0.041**	0.313
>55 岁	**2.58** **(1.58，4.19)**	1.12 (0.69，1.82)	1.57 (0.91，2.71)	1.61 (0.78，2.32)
P	**<0.0001**	0.656	0.104	0.200

续表

	T8 – CESD OR （95％CI）	T14 – CESD OR （95％CI）	T26 – CESD OR （95％CI）	T44 – CESD OR （95％CI）
婚姻状况（参照：未婚）				
已婚	**1.66** （**1.06**，**2.59**）	0.94 （0.58，1.52）	0.87 （0.56，1.35）	1.21 （0.62，2.35）
P	**0.026**	0.800	0.541	0.584
教育程度（参照：中学及以上）				
小学及以下	1.35 （0.97，1.90）	1.15 （0.83，1.60）	**1.52** （**1.06**，**2.17**）	0.90 （0.57，1.42）
P	0.079	0.409	**0.022**	0.639
收入（参照：≥1800元）				
≤900元	1.40 （0.99，1.97）	1.26 （0.89，1.79）	1.14 （0.80，1.62）	1.18 （0.72，1.95）
P	0.059	0.185	0.458	0.519
900～1800元	1.42 （0.99，2.02）	0.98 （0.72，1.33）	1.12 （0.81，1.55）	1.19 （0.76，1.86）
P	0.051	0.884	0.502	0.439
抽烟（参照：是）				
否	1.25 （0.89，1.76）	0.87 （0.61，1.22）	**1.54** （**1.07**，**2.22**）	0.71 （0.45，1.12）
P	0.208	0.411	**0.019**	0.141
饮酒（参照：是）				
否	**1.51** （**1.07**，**2.13**）	1.35 （0.96，1.91）	1.38 （0.96，1.97）	1.28 （0.79，2.09）
P	**0.019**	0.090	0.079	0.317
社会支持（参照：高）				
低	**1.42** （**1.08**，**1.87**）	0.77 （0.57，1.02）	**1.80** （**1.37**，**2.38**）	**0.67** （**0.46**，**0.99**）
P	**0.013**	0.071	**<0.0001**	**0.044**

注：OR 代表比值比，95％CI 代表95％的置信区间。

由表4-3可知，当所有的影响因素进入模型后，抑郁与地区、年龄、婚姻状况、教育程度、抽烟、饮酒、社会支持显著相关。

震后8个月抑郁与地区、年龄、婚姻状况、饮酒、社会支持显著相关。

（1）广济镇居民发生抑郁的风险高于永安镇居民（OR = 1.99，95% CI：1.53～2.59）。

（2）35～55岁年龄组发生抑郁的风险高于16～35岁年龄组（OR = 2.08，95% CI：1.35～3.23）；55岁以上年龄组发生抑郁的风险高于16～35岁年龄组（OR = 2.58，95% CI：1.58～4.19）。

（3）已婚的人发生抑郁的风险高于未婚的人（OR = 1.66，95% CI：1.06～2.59）。

（4）不饮酒的人发生抑郁的风险高于饮酒的人（OR = 1.51，95% CI：1.07～2.13）。

（5）低社会支持的人发生抑郁的风险高于高社会支持的人（OR = 1.42，95% CI：1.08～1.87）。

震后26个月抑郁与年龄、教育程度、抽烟、社会支持显著相关。

（1）35～55岁年龄组发生抑郁的风险高于16～35岁年龄组（OR = 1.70，95% CI：1.02～2.82）。

（2）小学及以下教育程度的人发生抑郁的风险高于中学及以上教育程度的人（OR = 1.52，95% CI：1.06～2.17）。

（3）不抽烟的人发生抑郁的风险高于抽烟的人（OR = 1.54，95% CI：1.07～2.22）。

（4）低社会支持的人发生抑郁的风险高于高社会支持的人（OR = 1.80，95% CI：1.37～2.38）。

震后44个月抑郁与社会支持显著相关。

（1）低社会支持的人发生抑郁的风险略低于高社会支持的人（OR＝0.67，95％CI：0.46～0.99）需要说明的是，震后44个月抑郁与社会支持相关的方向与震后其他时间点相反，此结果需要未来进一步验证。

震后14个月抑郁与各变量不存在统计意义上的相关。

四　讨论

本部分对震后8～44个月抑郁的患病率、影响因素进行了分析，发现抑郁的患病率随着时间的推移而降低，在震后44个月降低到一个较低的水平。这与以往研究的结论一致。抑郁与地震创伤的相关没有PTSD强烈，所以随着时间的降低也没有那么明显，震后44个月抑郁的患病率仍然高达12.8％。这提示笔者，抑郁可能是一种比PTSD更为慢性的精神疾患，它对灾民的影响更加深远。就影响因素来说，地区与抑郁的相关仅在震后8个月，而与PTSD的相关则是震后8个和26个月。这说明，与抑郁相比，灾难的暴露与PTSD的相关可能更密切。笔者没有发现性别、收入与抑郁的关系。但是以往的研究报告了女性、低收入是抑郁的危险因素。这种结果的不一致是否由于样本的不同、社会文化因素等的影响还有待进一步发现和解释。年龄、婚姻状况在震后8个月与抑郁相关。相比年轻人，年长的人更抑郁，这与以往的研究一致。教育程度与震后26个月的抑郁相关。低教育程度的人更容易抑郁，这在以往的研究中也得到了证实。与PTSD相比不一致的是，抑郁与抽烟的相关在本部分得到了证实，但是抽烟与PTSD在所有的时间点上均不相关。此外，社会支持与抑郁的相关也比PTSD更紧密，本部分发现社会支持在震后8个、26个和44个月与抑郁均显著相关，而与PTSD仅在震后8个月相关。在此可以说明，震后从各个方面进行社会支持对灾民的抑郁干预可能更有效。

总的来说，相比 PTSD，抑郁与灾难暴露的相关较弱，但是与社会支持的相关较强。

五　结论

第一，地震后灾民的抑郁水平随着时间先经历了一个平稳的波动最终降低到一个较低的水平，对于不同地区、年龄段、教育程度、收入水平的人群在震后某个时间点上出现抑郁患病率上升的趋势原因需要未来去探究。

（1）汶川地震后 8 个月，在受灾居民中，抑郁的患病率为31.3%，在震后 14 个和 26 个月患病率的变化并不明显，分别为28.8%、30.9%，在震后 44 个月抑郁患病率降低到 12.8%。

（2）从不同人群来说，抑郁患病率在广济居民、女性、55 岁以上老人、小学及以下教育程度、家庭月收入在 900 元及以下人群中偏高。

第二，震后居民抑郁与地区、年龄、婚姻状况、教育程度、抽烟、饮酒、社会支持显著相关。

（1）震后 8 个月抑郁与地区、年龄、婚姻状况、饮酒、社会支持显著相关，广济镇居民、55 岁以上人群、已婚人群、不饮酒人群、低社会支持人群发生抑郁的风险较高。

（2）震后 26 个月抑郁与年龄、教育程度、抽烟、社会支持显著相关，35~55 岁的中年人、小学及以下教育程度人群、不抽烟人群、低社会支持人群发生抑郁的风险较高。

（3）震后 44 个月抑郁与社会支持显著相关，高社会支持的人群发生抑郁的风险较高，但因此结果处于临界显著，且与其他时间点的结果方向相反，还需要未来进一步验证、讨论。

（4）震后 14 个月抑郁与各变量不存在统计意义上的相关。

第五章　PTSD 与抑郁的关系

关于 PTSD 与抑郁的关系，已有研究存在大量争议，一些研究发现两者相互独立，一些研究认为两者相互影响，在相互影响的关系下又有三种争议，是 PTSD 导致抑郁，还是抑郁导致 PTSD，还是两者同步变化。那么综述这些争议，本章提出了两个研究假设：第一，如果两者相互独立，则有不同的影响因素预测，如果两者相互影响，则有相同的因素预测；第二，如果两者存在因果关系，通过交叉滞后检验，可以验证两者的因果关系。PTSD、抑郁的关系探究不仅具有以上理论意义，而且由于两者常以共病形式存在，往往给干预治疗带来很大困难，那么对于两者相互关系的分析也为心理干预提供依据。本章对汶川地震后 PTSD 与抑郁的相关关系进行分析，并进一步运用相邻两个时间点上的重复样本进行因果关系的验证。

一　研究对象

相关关系检验部分：采用震后 8～44 个月四个时间点上收集的样本，具体描述见第三章表 3-1。

因果关系检验部分：分别以震后 8 个、14 个、26 个和 44 个月，相邻两个时间点上重复的样本纳入研究，样本描述见表 5-1。

表 5 - 1   三次纵向数据样本的社会人口学特征

		T8 ~ T14 % (n)	T14 ~ T26 % (n)	T26 ~ T44 % (n)
	合计	N = 483	N = 461	N = 466
地区	永安镇	47.4 (229)	44.5 (205)	43.1 (201)
	广济镇	52.6 (254)	55.5 (256)	56.9 (265)
性别	男	34.4 (166)	39.3 (181)	40.1 (187)
	女	65.6 (317)	60.7 (280)	59.9 (279)
民族	汉	97.3 (470)	97.0 (447)	97.2 (453)
	其他	2.7 (13)	3.0 (14)	2.8 (13)
年龄	16 ~ 35 岁	8.5 (41)	7.2 (33)	6.9 (32)
	35 ~ 55 岁	55.7 (269)	51.6 (238)	54.5 (254)
	>55 岁	35.8 (173)	41.2 (190)	38.6 (180)
婚姻状况	已婚	92.8 (448)	91.8 (423)	91.2 (425)
	未婚	7.2 (35)	8.2 (38)	8.8 (41)
教育程度	小学及以下	79.5 (384)	78.1 (360)	77.9 (363)
	中学及以上	20.5 (99)	21.9 (101)	22.1 (103)
家庭月收入	≤900 元	49.6 (236)	30.5 (138)	31.4 (140)
	900 ~ 1800 元	31.3 (149)	32.3 (146)	32.7 (146)
	≥1800 元	19.1 (91)	37.2 (168)	35.9 (160)

注：T8 ~ T14 代表震后 8 个月和震后 14 个月重复的样本，T14 ~ T26 代表震后 14 个月和震后 26 个月重复的样本，T26 ~ T44 代表震后 26 个月和震后 44 个月重复的样本。收入变量中，存在缺失数据，表格中为有效百分比。

从表 5 -1 可以看出，在震后 8 ~ 14 个月参与研究的样本中，广济镇居民和永安镇居民样本基本持平（52.6% VS 47.4%），女性多于男性（65.6% VS 34.4%），汉族占 97.3%，35 岁以上的占 91.5%，已婚的占 92.8%，小学及以下教育程度的占 79.5%，家庭月收入小于等于 900 元的占 49.6%。

震后 14 ~ 26 个月，有 55.5% 是广济镇居民，60.7% 是女性，

97.0%是汉族，35 岁以上的占 92.8%，已婚的占 91.8%，小学及以下教育程度的占 78.1%，家庭月收入小于等于 900 元的占 30.5%。

震后 26~44 个月，有 56.9%是广济镇居民，59.9%是女性，97.2%是汉族，35 岁以上的占 93.1%，已婚的占 91.2%，小学及以下教育程度的占 77.9%，家庭月收入小于等于 900 元的占 31.4%。

通过多个样本率的非参数检验，笔者发现三组纵向数据仅在收入上存在显著差异。

二　统计方法

相关分析用于检验 PTSD 与抑郁的双变量相关关系。

多项式回归分析：以无症状、单纯 PTSD、单纯抑郁及其共病的四分类变量为因变量，社会人口学信息、抽烟、饮酒及社会支持为自变量，进行多项式逻辑回归分析。

交叉滞后模型主要用于验证 PTSD 与抑郁之间的因果关系。

$$y_{it} = \alpha_{yt} + \rho_{yt,yt-1}y_{i,t-1} + \rho_{yt,wt-1}w_{i,t-1} + \varepsilon_{yit}$$

$$w_{it} = \alpha_{wt} + \rho_{wt,wt-1}y_{i,t-1} + \rho_{wt,wt-1}w_{i,t-1} + \varepsilon_{wit}$$

在以上公式中，y 相当于 PTSD，w 相当于抑郁，t 是追踪的时间点，$t-1$ 是基线的时间点，α 为截距，ε 为残差项，ρ 为相关系数。

三　研究结果

（一）PTSD、抑郁的相关分析

震后 8~44 个月，按照 PTSD、抑郁的得分情况，对 PTSD 及其回避、重现、高警觉得分与抑郁的得分进行相关分析，见

表 5 - 2。

表 5 - 2 PTSD 及其回避、重现、高警觉与抑郁的相关分析

		T8 ~ T44 抑郁
		相关系数
T8	PTSD	0. 535***
	回避	0. 629***
	重现	0. 615***
	高警觉	0. 639***
T14	PTSD	0. 434***
	回避	0. 487***
	重现	0. 553***
	高警觉	0. 504***
T26	PTSD	0. 439***
	回避	0. 439***
	重现	0. 500***
	高警觉	0. 562***
T44	PTSD	0. 407***
	回避	0. 382***
	重现	0. 475***
	高警觉	0. 525***

注:*** $p < 0.001$,** $p < 0.01$,* $p < 0.05$;T8 ~ T44 抑郁代表 T8 个、T14 个、T26 个、T44 个月的抑郁,并分别对应列上相应时间点的变量。

由表 5 - 2 可知,PTSD 及其回避、重现、高警觉症状与抑郁在震后 8 ~ 44 个月的相关均显著。

震后 8 ~ 44 个月,按照是否 PTSD、抑郁,对 PTSD 与抑郁的关系进行卡方检验,具体见表 5 - 3。

表 5 - 3　PTSD 与抑郁的卡方分析

| | | T8 ~ T44 | | |
		无抑郁	抑郁	X^2
T8	无 PTSD	81.1（847）	18.9（198）	
	PTSD	25.0（74）	75.0（222）	336.92***
T14	无 PTSD	79.5（770）	20.5（199）	
	PTSD	37.7（90）	62.3（149）	163.38***
T26	无 PTSD	78.2（743）	21.8（207）	
	PTSD	30.5（68）	69.5（155）	192.73***
T44	无 PTSD	92.0（1083）	8.0（94）	
	PTSD	40.2（41）	59.8（61）	236.65***

注：*** $p < 0.001$，** $p < 0.01$，* $p < 0.05$；T8 ~ T44 抑郁代表 T8 个、T14 个、T26 个、T44 个月的抑郁，并分别对应列上相应时间点的变量。

由表 5 - 3 可知，在震后 8 ~ 44 个月，PTSD 与抑郁相关显著。震后 8 个月，有 PTSD 的灾民中，75.0% 的人抑郁。震后 14 个月，有 PTSD 的灾民中，62.3% 的人抑郁。震后 26 个月，有 PTSD 的灾民中，69.5% 的人抑郁。震后 44 个月，有 PTSD 的灾民中，59.8% 的人抑郁。

（二）PTSD、抑郁影响因素的一致性与独特性

为了验证 PTSD、抑郁的关系，笔者提出了研究假设：如果两者相互独立，那么将有不同的因素决定，如果两者相互影响，则有相同的因素决定。由于 PTSD、抑郁常以共病的形式存在，本部分将按照是否 PTSD、是否抑郁将这两个变量的交互形式合成为一个四分类变量：无症状，单纯 PTSD、单纯抑郁、共病作为结果变量，在震后 8 ~ 44 个月的样本中验证其影响因素的一致性与独特性。

1. 震后 8 个月单纯 PTSD、单纯抑郁及二者共病的影响因素

对震后 8 个月是否 PTSD、是否抑郁的四种交互类型：无、单纯 PTSD、单纯抑郁及二者共病与各因素进行双变量分析，结果见

表 5 – 4。

表 5 – 4　单纯 PTSD、单纯抑郁及二者共病与各
影响因素的双变量相关分析 （T8）

		无	单纯抑郁	单纯 PTSD	共病	
		% （N）	% （N）	% （N）	% （N）	P
	合计	63.2 （847）	14.8 （198）	5.5 （74）	16.6 （222）	
地区	永安镇	72.8 （429）	12.6 （74）	4.1 （24）	10.5 （62）	
	广济镇	55.6 （418）	16.5 （124）	6.6 （50）	21.3 （160）	< 0.001
性别	男	68.7 （331）	14.1 （68）	4.6 （22）	12.7 （61）	
	女	60.1 （516）	15.1 （130）	6.1 （52）	18.7 （161）	0.007
民族	汉族	62.9 （818）	14.7 （191）	5.5 （72）	16.8 （219）	
	其他	70.7 （29）	17.1 （7）	4.9 （2）	7.3 （3）	0.432
年龄	16 ~ 35 岁	78.7 （185）	10.6 （25）	5.1 （12）	5.5 （13）	
	35 ~ 55 岁	62.2 （392）	12.4 （78）	5.2 （33）	20.2 （127）	
	> 55 岁	56.7 （270）	20.0 （95）	6.1 （29）	17.2 （82）	< 0.001
婚姻状况	已婚	62.5 （754）	14.8 （179）	5.4 （65）	17.2 （208）	
	未婚	68.9 （93）	14.1 （19）	6.7 （9）	10.4 （14）	0.199
教育程度	小学及以下	59.0 （567）	16.2 （156）	5.9 （57）	18.8 （181）	
	中学及以上	73.7 （280）	11.1 （42）	4.5 （17）	10.8 （41）	< 0.001
家庭月收入	≤900 元	59.1 （328）	16.2 （90）	5.0 （28）	19.6 （109）	
	900 ~ 1800 元	61.0 （271）	14.4 （64）	7.2 （32）	17.3 （77）	
	≥1800 元	73.0 （230）	12.4 （39）	4.4 （14）	10.2 （32）	0.001
抽烟	否	61.5 （596）	15.4 （149）	5.7 （55）	17.4 （169）	
	是	68.0 （251）	13.0 （48）	4.9 （18）	14.1 （52）	0.177
饮酒	否	60.3 （580）	15.5 （149）	5.7 （55）	18.5 （178）	
	是	70.7 （253）	12.8 （46）	4.7 （17）	11.7 （42）	0.004
社会支持	低	59.4 （490）	15.0 （124）	5.0 （41）	20.6 （170）	
	高	69.0 （354）	14.4 （74）	6.4 （33）	10.1 （52）	< 0.001

注：收入、抽烟、饮酒、社会支持这三个变量数据中存在缺失值，表格中为有效百分比。

由表 5-4 可知，震后 8 个月，单纯 PTSD、单纯抑郁、共病的比例分别为 5.5%、14.8% 和 16.6%。四种类型与地区、性别、年龄、教育程度、家庭月收入、饮酒、社会支持相关。

震后 8 个月，以单纯 PTSD、单纯抑郁、共病及无症状这四种类型为因变量，纳入社会人口学变量、健康习惯变量、社会支持变量进行多项式回归分析，结果见表 5-5。

表 5-5　单纯 PTSD、单纯抑郁及二者共病影响因素的
多项式逻辑回归分析（T8）

	单纯抑郁	单纯 PTSD	共病	
	OR^a（95% CI）	OR^a（95% CI）	OR^a（95% CI）	P^b
地区（参照：永安镇）				
广济镇	**1.83（1.30，2.58）**	**2.83（1.64，4.89）**	**2.58（1.81，3.66）**	
P	**0.001**	**< 0.0001**	**< 0.0001**	**< 0.0001**
性别（参照：男）				
女	1.07（0.70，1.63）	1.29（0.67，2.49）	1.26（0.83，1.93）	
P	0.767	0.445	0.276	0.666
年龄（参照：16~35 岁）				
35~55 岁	**2.53（1.38，4.63）**	2.09（0.83，5.28）	**3.39（1.66，6.92）**	
P	**0.003**	0.117	**< 0.0001**	
>55 岁	1.24（0.72，2.16）	1.35（0.59，3.10）	**3.87（2.01，7.44）**	
P	0.442	0.473	**< 0.0001**	**< 0.0001**
婚姻状况（参照：未婚）				
已婚	1.33（0.77，2.31）	0.85（0.39，1.84）	**2.03（1.09，3.79）**	
P	0.307	0.681	**0.026**	0.091
教育程度（参照：中学及以上）				
小学及以下	1.45（0.92，2.29）	1.68（0.84，3.36）	1.36（0.88，2.11）	
P	0.109	0.144	0.166	0.153

续表

	单纯抑郁	单纯 PTSD	共病	
	OR[a]（95% CI）	OR[a]（95% CI）	OR[a]（95% CI）	P[b]
收入（参照：≥1800 元）				
≤900 元	1.17（0.75，1.83）	0.97（0.48，1.95）	**1.65（1.04，2.62）**	
P	0.488	0.926	**0.035**	
900～1800 元	1.34（0.85，2.11）	1.61（0.82，3.17）	**1.68（1.04，2.70）**	
P	0.214	0.163	**0.033**	0.148
抽烟（参照：是）				
否	1.33（0.85，2.09）	1.19（0.59，2.38）	1.23（0.79，1.90）	
P	0.216	0.629	0.359	0.571
饮酒（参照：是）				
否	1.29（0.82，2.02）	1.29（0.65，2.58）	**1.84（1.17，2.89）**	
P	0.266	0.471	**0.008**	0.056
社会支持（参照：高）				
低	0.89（0.62，1.27）	0.64（0.38，1.09）	**2.10（1.43，3.07）**	
P	0.523	0.098	**<0.0001**	**<0.0001**

注：a 参照无任何症状的类别，b 代表总的似然比检验的 P 值。

由表 5-5 可知，当所有影响因素进入模型后，震后 8 个月，是否 PTSD、是否抑郁的四种交互类型与地区、性别、年龄、婚姻状况、收入、饮酒、社会支持相关。

单纯抑郁与地区、年龄相关。

（1）广济镇居民发生单纯抑郁的风险高于永安镇居民（OR = 1.83, 95% CI：1.30～2.58）。

（2）35～55 岁人群发生单纯抑郁的风险高于 16～35 岁人群（OR = 2.53, 95% CI：1.38～4.63）。

单纯 PTSD 与地区相关。

广济镇居民发生单纯 PTSD 的风险高于永安镇居民（OR = 2.83,

95% CI：1. 64 ~ 4. 89）。

共病与地区、年龄、婚姻状况、收入、饮酒、社会支持相关。

（1）广济镇居民发生共病的风险高于永安镇居民（OR = 2. 58，95% CI：1. 81 ~ 3. 66）。

（2）35 ~ 55 岁人群发生共病的风险高于 16 ~ 35 岁人群（OR = 3. 39，95% CI：1. 66 ~ 6. 92）；55 岁以上人群发生共病的风险高于 16 ~ 35 岁人群（OR = 3. 87，95% CI：2. 01 ~ 7. 44）。

（3）已婚的人发生共病的风险高于未婚的人（OR = 2. 03，95% CI：1. 09 ~ 3. 79）。

（4）家庭月收入小于等于 900 元的人发生共病的风险高于家庭月收入大于等于 1800 元的人（OR = 1. 65，95% CI：1. 04 ~ 2. 62）；家庭月收入 900 ~ 1800 元的人发生共病的风险高于家庭月收入大于等于 1800 元的人（OR = 1. 68，95% CI：1. 04 ~ 2. 70）。

（5）不饮酒的人发生共病的风险高于饮酒的人（OR = 1. 84，95% CI：1. 17 ~ 2. 89）。

（6）低社会支持的人群发生共病的风险高于高社会支持的人群（OR = 2. 10，95% CI：1. 43 ~ 3. 07）。

2. 震后 14 个月单纯 PTSD、单纯抑郁及二者共病的影响因素

对震后 14 个月是否 PTSD、是否抑郁的四种交互类型：无、单纯 PTSD、单纯抑郁及二者共病与各因素进行双变量分析，结果见表 5 - 6。

表 5 - 6　单纯 PTSD、单纯抑郁及二者共病与各影响
因素的双变量相关分析（T14）

| | 无 | 单纯抑郁 | 单纯 PTSD | 共病 | |
	% （N）	% （N）	% （N）	% （N）	P
合计	63. 7 (770)	16. 5 (199)	7. 5 (90)	12. 3 (149)	

续表

		无	单纯抑郁	单纯 PTSD	共病	
		% (N)	% (N)	% (N)	% (N)	P
地区	永安镇	65.0 (372)	16.1 (92)	7.7 (44)	11.2 (64)	
	广济镇	62.6 (398)	16.8 (107)	7.2 (46)	13.4 (85)	0.653
性别	男	**67.6 (354)**	**17.0 (89)**	**6.1 (32)**	**9.4 (49)**	
	女	**60.8 (416)**	**16.1 (110)**	**8.5 (58)**	**14.6 (100)**	**0.011**
民族	汉族	63.6 (748)	16.8 (197)	7.3 (86)	12.3 (145)	
	其他	68.8 (22)	6.3 (2)	12.5 (4)	12.5 (4)	0.342
年龄	16~35 岁	69.2 (110)	17.0 (27)	5.0 (8)	8.8 (14)	
	35~55 岁	64.3 (402)	15.4 (96)	7.8 (49)	12.5 (78)	
	>55 岁	60.8 (258)	17.9 (76)	7.8 (33)	13.4 (57)	0.441
婚姻状况	已婚	63.5 (699)	16.1 (177)	7.5 (83)	12.8 (141)	
	未婚	65.7 (71)	20.4 (22)	6.5 (7)	7.4 (8)	0.302
教育程度	小学及以下	**61.1 (535)**	**16.9 (148)**	**8.5 (74)**	**13.5 (118)**	
	中学及以上	**70.6 (235)**	**15.3 (51)**	**4.8 (16)**	**9.3 (31)**	**0.009**
家庭月收入	≤900 元	60.5 (178)	20.7 (61)	6.1 (18)	12.6 (37)	
	900~1800 元	66.1 (261)	15.2 (60)	7.8 (31)	10.9 (43)	
	≥1800 元	64.1 (318)	14.7 (73)	8.1 (40)	13.1 (65)	0.289
抽烟	否	62.6 (519)	16.5 (137)	8.3 (69)	12.5 (104)	
	是	66.6 (251)	16.2 (61)	5.3 (20)	11.9 (45)	0.268
饮酒	否	**60.7 (478)**	**16.5 (130)**	**8.3 (65)**	**14.5 (114)**	
	是	**69.3 (268)**	**16.0 (62)**	**6.2 (24)**	**8.5 (33)**	**0.008**
社会支持	低	67.0 (280)	15.6 (65)	6.9 (29)	10.5 (44)	
	高	61.9 (486)	16.9 (133)	7.8 (61)	13.4 (105)	0.325

注：收入、抽烟、饮酒、社会支持这三个变量数据中存在缺失值，表格中为有效百分比。

由表 5-6 可知，震后 14 个月，单纯 PTSD、单纯抑郁、二者共病的比例分别为 7.5%、16.5% 和 12.3%。四种交互类型与性别、教育程度、饮酒相关。

震后 14 个月，以单纯 PTSD、单纯抑郁、二者共病及无症状这四种类型为因变量，纳入社会人口学变量、健康习惯变量、社会支持变量进行多项式回归分析，结果见表 5 - 7。

表 5 - 7　单纯 PTSD、单纯抑郁及二者共病影响因素的
多项式逻辑回归分析（T14）

	单纯抑郁	单纯 PTSD	共病	
	OR^a（95% CI）	OR^a（95% CI）	OR^a（95% CI）	P^b
地区（参照：永安镇）				
广济镇	0.99（0.70, 1.39）	0.98（0.61, 1.56）	1.00（0.68, 1.47）	
P	0.935	0.921	0.983	0.999
性别（参照：男）				
女	0.87（0.58, 1.32）	1.13（0.63, 2.03）	1.51（0.93, 2.45）	
P	0.517	0.679	0.100	0.284
年龄（参照：16～35 岁）				
35～55 岁	0.97（0.54, 1.76）	1.62（0.63, 4.19）	1.57（0.75, 3.27）	
P	0.919	0.321	0.229	
>55 岁	0.88（0.51, 1.52）	1.58（0.65, 3.84）	1.31（0.67, 2.59）	
P	0.656	0.315	0.433	0.800
婚姻状况（参照：未婚）				
已婚	0.76（0.43, 1.32）	0.83（0.35, 1.99）	1.38（0.62, 3.08）	
P	0.328	0.683	0.426	0.556
教育程度（参照：中学及以上）				
小学及以下	1.16（0.77, 1.74）	**2.03（1.06, 3.89）**	1.33（0.82, 2.16）	
P	0.484	**0.032**	0.242	0.113
收入（参照：≥1800 元）				
≤900 元	1.48（0.96, 2.28）	0.78（0.41, 1.48）	0.96（0.59, 1.58）	
P	0.077	0.448	0.884	
900～1800 元	1.08（0.73, 1.60）	1.01（0.61, 1.69）	0.86（0.56, 1.33）	
P	0.700	0.960	0.504	0.528

续表

	单纯抑郁	单纯 PTSD	共病	
	OR^a（95% CI）	OR^a（95% CI）	OR^a（95% CI）	P^b
抽烟（参照：是）				
否	1.07（0.70，1.64）	1.41（0.75，2.66）	0.69（0.42，1.13）	
P	0.754	0.292	0.136	0.262
饮酒（参照：是）				
否	1.15（0.75，1.75）	1.27（0.69，2.36）	**1.84（1.10，3.07）**	
P	0.528	0.442	**0.020**	0.121
社会支持（参照：高）				
低	0.77（0.54，1.11）	0.85（0.52，1.39）	0.73（0.48，1.10）	
P	0.157	0.508	0.135	0.288

注：a 参照无任何症状的类别，b 代表总的似然比检验的 P 值。

由表 5-7 可知，当所有影响因素进入模型后，震后 14 个月，是否 PTSD、是否抑郁的四种交互类型与教育程度、饮酒相关。

单纯抑郁与各变量均不存在统计意义上的相关。

单纯 PTSD 与教育程度相关。

小学及以下教育程度的人发生单纯 PTSD 的风险高于中学及以上教育程度的人（OR = 2.03，95% CI：1.06 ~ 3.89）。

共病与饮酒相关。

不饮酒的人发生共病的风险高于饮酒的人（OR = 1.84，95% CI：1.10 ~ 3.07）。

3. 震后 26 个月单纯 PTSD、单纯抑郁及二者共病的影响因素

对震后 26 个月是否 PTSD、是否抑郁的四种交互类型：无，单纯 PTSD、单纯抑郁及二者共病与各因素进行双变量分析，结果见表 5-8。

表 5 - 8　单纯 PTSD、单纯抑郁及二者共病与各影响
因素的双变量相关分析（T26）

		无	单纯抑郁	单纯 PTSD	共病	
		% （N）	% （N）	% （N）	% （N）	P
	合计	63.3 （743）	17.6 （207）	5.8 （68）	13.2 （155）	
地区	永安镇	66.0 （340）	17.3 （89）	5.8 （30）	10.9 （56）	
	广济镇	61.2 （403）	17.9 （118）	5.8 （38）	15.0 （99）	0.178
性别	男	**68.5 （339）**	**17.8 （88）**	**3.8 （19）**	**9.9 （49）**	
	女	**59.6 （404）**	**17.6 （119）**	**7.2 （49）**	**15.6 （106）**	**0.001**
民族	汉族	63.5 （723）	17.4 （198）	5.8 （66）	13.3 （152）	
	其他	58.8 （20）	26.5 （9）	5.9 （2）	8.8 （3）	0.538
年龄	16 ~ 35 岁	**76.1 （118）**	**11.6 （18）**	**3.9 （6）**	**8.4 （13）**	
	35 ~ 55 岁	**61.8 （348）**	**17.2 （97）**	**6.6 （37）**	**14.4 （81）**	
	>55 岁	**60.9 （277）**	**20.2 （92）**	**5.5 （25）**	**13.4 （61）**	**0.024**
婚姻状况	已婚	63.1 （656）	17.1 （178）	6.1 （63）	13.7 （142）	
	未婚	64.9 （87）	21.6 （29）	3.7 （5）	9.7 （13）	0.266
教育程度	小学及以下	**59.9 （513）**	**19.4 （166）**	**6.2 （53）**	**14.6 （125）**	
	中学及以上	**72.8 （230）**	**13.0 （41）**	**4.7 （15）**	**9.5 （30）**	**0.001**
家庭月收入	≤900 元	60.9 （187）	20.8 （64）	4.2 （13）	14.0 （43）	
	900 ~ 1800 元	62.8 （214）	16.4 （56）	6.5 （22）	14.4 （49）	
	≥1800 元	67.6 （325）	16.0 （77）	5.4 （26）	11.0 （53）	0.242
抽烟	否	**60.9 （479）**	**17.5 （138）**	**6.1 （48）**	**15.5 （122）**	
	是	**69.7 （262）**	**17.0 （64）**	**5.3 （20）**	**8.0 （30）**	**0.002**
饮酒	否	**60.5 （475）**	**18.3 （144）**	**5.9 （46）**	**15.3 （120）**	
	是	**70.5 （244）**	**16.2 （56）**	**5.2 （18）**	**8.1 （28）**	**0.003**
社会支持	低	**58.3 （278）**	**24.5 （117）**	**4.0 （19）**	**13.2 （63）**	
	高	**67.1 （464）**	**12.6 （87）**	**7.1 （49）**	**13.2 （91）**	**<0.001**

注：收入、抽烟、饮酒、社会支持三个变量数据中存在缺失值，表格中为有效百分比。

由表 5 - 8 可知，震后 26 个月，单纯 PTSD、单纯抑郁、二者

共病的比例分别为 5.8%，17.6% 和 13.2%。四种交互类型与性别、年龄、教育程度、抽烟、饮酒、社会支持相关。

震后 26 个月，以单纯 PTSD、单纯抑郁、二者共病及无症状这四种类型为因变量，纳入社会人口学变量、健康习惯变量、社会支持变量进行多项式回归分析，结果见表 5-9。

表 5-9　单纯 PTSD、单纯抑郁及二者共病影响因素的
多项式逻辑回归分析（T26）

	单纯抑郁	单纯 PTSD	共病	
	OR^a（95% CI）	OR^a（95% CI）	OR^a（95% CI）	P^b
地区（参照：永安镇）				
广济镇	1.07（0.76, 1.51）	1.26（0.70, 2.26）	**1.82（1.21, 2.74）**	
P	0.707	0.442	**0.004**	**0.032**
性别（参照：男）				
女	0.96（0.62, 1.48）	**2.55（1.18, 5.51）**	1.01（0.61, 1.66）	
P	0.850	**0.017**	0.973	0.103
年龄（参照：16~35 岁）				
35~55 岁	1.76（0.88, 3.52）	1.55（0.53, 4.53）	1.46（0.68, 3.13）	
P	0.111	0.427	0.336	
>55 岁	1.91（0.99, 3.68）	1.50（0.56, 3.98）	1.54（0.76, 3.13）	
P	0.053	0.417	0.230	0.504
婚姻状况（参照：未婚）				
已婚	0.78（0.47, 1.31）	0.99（0.37, 2.70）	1.05（0.55, 2.03）	
P	0.349	0.990	0.880	0.806
教育程度（参照：中学及以上）				
小学及以下	1.49（0.95, 2.31）	1.15（0.57, 2.34）	1.63（0.98, 2.73）	
P	0.080	0.695	0.062	0.122
收入（参照：≥1800 元）				
≤900 元	1.10（0.72, 1.68）	0.83（0.39, 1.79）	1.17（0.71, 1.93）	
P	0.667	0.639	0.536	

	单纯抑郁	单纯 PTSD	共病	
	OR[a]（95% CI）	OR[a]（95% CI）	OR[a]（95% CI）	P[b]
900～1800 元	1.07（0.71, 1.60）	1.29（0.70, 2.38）	1.25（0.80, 1.97）	
P	0.752	0.420	0.331	0.881
抽烟（参照：是）				
否	1.25（0.81, 1.94）	0.74（0.36, 1.54）	**2.06（1.20, 3.53）**	
P	0.321	0.420	**0.009**	**0.032**
饮酒（参照：是）				
否	1.25（0.81, 1.91）	0.88（0.42, 1.84）	1.59（0.93, 2.74）	
P	0.315	0.737	0.093	0.290
社会支持（参照：高）				
低	**2.33（1.66, 3.29）**	0.53（0.28, 1.02）	1.11（0.75, 1.65）	
P	**<0.0001**	0.058	0.610	**<0.0001**

注：a 参照无任何症状的类别，b 代表总的似然比检验的 P 值。

由表 5－9 可知，当所有的影响因素进入模型后，震后 26 个月，是否 PTSD、是否抑郁的四种交互类型与地区、性别、抽烟、社会支持相关。

单纯抑郁与社会支持相关。

低社会支持的人发生单纯抑郁的风险高于高社会支持的人（OR = 2.33，95% CI：1.66～3.29）。

单纯 PTSD 与性别相关。

女性发生单纯 PTSD 的风险高于男性（OR = 2.55，95% CI：1.18～5.51）。

共病与地区、抽烟相关。

（1）广济镇居民发生共病的风险高于永安镇居民（OR = 1.82，95% CI：1.21～2.74）。

（2）不抽烟的人发生共病的风险高于抽烟的人（OR = 2.06，

95% CI：1.20 ~ 3.53）。

4. 震后44个月单纯 PTSD、单纯抑郁及二者共病的影响因素

对震后44个月是否 PTSD、是否抑郁的四种交互类型：无，单纯 PTSD、单纯抑郁及二者共病与各因素进行双变量分析，结果见表5 - 10。

表 5 - 10　单纯 PTSD、单纯抑郁及二者共病与各影响
因素的双变量相关分析（T44）

		无	单纯抑郁	单纯 PTSD	共病	
		% （N）	% （N）	% （N）	% （N）	P
	合计	84.7 (1083)	7.3 (94)	3.2 (41)	4.8 (61)	
地区	永安镇	84.9 (535)	6.3 (40)	3.7 (23)	5.1 (32)	
	广济镇	84.4 (548)	8.3 (54)	2.8 (18)	4.5 (29)	0.437
性别	男	87.0 (551)	5.8 (37)	2.8 (18)	4.3 (27)	
	女	82.4 (532)	8.8 (57)	3.6 (23)	5.3 (34)	0.118
民族	汉族	84.6 (1046)	7.4 (91)	3.2 (39)	4.9 (61)	
	其他	88.1 (37)	7.1 (3)	4.8 (2)	0	0.482
年龄	16 ~ 35 岁	89.2 (165)	3.8 (7)	2.2 (4)	4.9 (9)	
	35 ~ 55 岁	84.4 (566)	8.0 (54)	3.0 (20)	4.6 (31)	
	>55 岁	83.2 (352)	7.8 (33)	4.0 (17)	5.0 (21)	0.423
婚姻状况	已婚	84.4 (949)	7.5 (84)	3.1 (35)	5.1 (57)	
	未婚	87.0 (134)	6.5 (10)	3.9 (6)	2.6 (4)	0.516
教育程度	小学及以下	84.0 (764)	8.3 (75)	3.3 (30)	4.4 (40)	
	中学及以上	86.2 (319)	5.1 (19)	3.0 (11)	5.7 (21)	0.203
家庭月收入	≤900 元	84.8 (206)	7.8 (19)	2.1 (5)	5.3 (13)	
	900 ~ 1800 元	83.9 (240)	6.6 (19)	3.1 (9)	6.3 (18)	
	≥1800 元	85.4 (584)	7.0 (48)	3.5 (24)	4.1 (28)	0.720
抽烟	否	84.2 (730)	7.7 (67)	3.6 (31)	4.5 (39)	
	是	85.6 (344)	6.7 (27)	2.5 (10)	5.2 (21)	0.625

续表

		无	单纯抑郁	单纯 PTSD	共病	
		% （N）	% （N）	% （N）	% （N）	P
饮酒	否	83.4 （673）	8.1 （65）	3.8 （31）	4.7 （38）	
	是	87.3 （322）	5.7 （21）	2.4 （9）	4.6 （17）	0.278
社会支持	低	86.3 （523）	7.1 （43）	3.3 （20）	3.3 （20）	
	高	83.1 （554）	7.6 （51）	3.1 （21）	6.1 （41）	0.116

注：收入、抽烟、饮酒、社会支持三个数据变量中存在缺失值，表格中为有效百分比。

由表 5-10 可知，震后 44 个月，单纯 PTSD、单纯抑郁、二者共病的比例分别为 3.2%，7.3% 和 4.8%。四种交互类型与各变量均不存在相关。

5. 小结

通过对单纯 PTSD、单纯抑郁及二者共病的多项式回归分析，笔者发现，单纯 PTSD、单纯抑郁及二者共病既受共同因素影响，也受不同因素影响，总结见表 5-11。

表 5-11　单纯 PTSD、单纯抑郁及二者共病的影响因素对比

	T8			T14			T26			T44		
	单纯 PTSD	单纯 抑郁	共病	单纯 PTSD	单纯 抑郁	共病	单纯 PTSD	单纯 抑郁	共病	单纯 PTSD	单纯 抑郁	共病
地区	★	★	★						★			
性别			★				★					
民族												
年龄		★	★									
婚姻状况			★									
教育程度				★								
收入			★									

续表

	T8			T14			T26			T44		
	单纯PTSD	单纯抑郁	共病	单纯PTSD	单纯抑郁	共病	单纯PTSD	单纯抑郁	共病	单纯PTSD	单纯抑郁	共病
抽烟									★			
饮酒			★			★						
社会支持			★						★			

由表 5 - 11 可知，不同影响因素对单纯 PTSD、单纯抑郁及共病的影响是不同的，地区对三者均有影响，性别仅对单纯 PTSD 及共病有影响，年龄、社会支持仅对单纯抑郁及共病有影响，教育程度仅对单纯 PTSD 有影响，收入、婚姻状况、抽烟、饮酒仅对共病有影响。

（三）PTSD、抑郁关系的因果推断

1. 相关分析

本章分别以震后 8 个、14 个、26 个和 44 个月，相邻两个时间点上重复的样本纳入研究。PTSD 与抑郁在四个时间点上的 3 组相关分析结果见图 5 - 1。

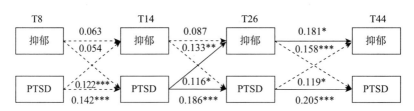

图 5 - 1 PTSD 与抑郁的相关分析

注：*** p < 0.001，** p < 0.01，* p < 0.05；图中参数为相关系数。

由图 5 - 1 可知，震后 8 个月的抑郁与震后 14 个月的 PTSD 显著相关（$r = 0.122^{***}$）。震后 14 个月的抑郁与震后 26 个月的 PTSD 显著相关（$r = 0.116^{*}$）。震后 26 个月的抑郁与震后 44 个月的 PTSD 显著相关（$r = 0.119^{*}$）。

震后 14 个月的 PTSD 与震后 26 个月的抑郁显著相关（$r = 0.133^{**}$）。震后 26 个月的 PTSD 与震后 44 个月的抑郁显著相关（$r = 0.158^{***}$）。

此外，震后 8 个月的 PTSD 与震后 14 个月的 PTSD 显著相关（$r = 0.142^{***}$）。震后 14 个月的 PTSD 与震后 26 个月的 PTSD 显著相关（$r = 0.186^{***}$）。震后 26 个月的 PTSD 与震后 44 个月的 PTSD 显著相关（$r = 0.205^{***}$）。

2. 交叉滞后分析

将两两变量的前后测得分配对，前测 PTSD 变量和前测抑郁变量为自变量，后测 PTSD 变量为因变量进行回归分析；再以后测抑郁变量为因变量进行回归分析。若前测 PTSD 能预测后测抑郁，而前测抑郁不能预测后测 PTSD，可以推测变量 PTSD 是因，变量抑郁是果，反之亦然；若两者能相互预测，可以推测两者间不存在明显的因果关系。分析结果见图 5 - 2。

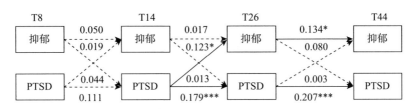

图 5 - 2　PTSD 与抑郁的交叉滞后分析

注：*** p < 0.001，** p < 0.01，* p < 0.05；图中参数为 β 值。

从图 5 - 2 的三组纵向数据分析中，笔者发现了一组因果预测关系，即震后 14 个月的 PTSD 对震后 26 个月的抑郁的预测作用（$\beta = 0.123^{*}$）。此外还发现 PTSD 对后来的 PTSD 存在显著的自我预测关系，震后 14 个月的 PTSD 预测了震后 26 个月的 PTSD（$\beta =$ 0.179***），震后 26 个月的 PTSD 预测了震后 44 个月的 PTSD（$\beta = 0.207***$）。

四 讨论

本部分在两个研究假设的前提下，分别通过对 PTSD、抑郁影响因素的一致性与差异性的验证，对交叉滞后关系的验证，得出了 PTSD 与抑郁既受相关关系的影响也受不同因素的影响，PTSD 对抑郁的预测作用的结论。在震后 8 个月，地区与单纯抑郁、单纯 PTSD、共病均显著相关。随着时间的推移，到了震后 26 个月，地区仅与共病相关。由此可知，在进行 PTSD、抑郁或共病研究的时候，地区暴露水平是一个不可或缺的控制变量，特别要关注暴露与共病之间的关系。教育程度仅与单纯 PTSD 在震后 14 个月相关，性别仅与单纯 PTSD 在震后 26 个月相关，在此，教育程度和性别是影响单纯 PTSD 的独特因素。年龄与单纯抑郁、共病在震后 8 个月显著相关，因此要关注年龄与抑郁、共病之间的关系，谨慎推断 PTSD 与年龄之间的关系。抽烟仅在震后 26 个月与共病相关，在此，抽烟是影响共病的独特因素。婚姻状况、收入、饮酒、社会支持与共病在震后 8 个月相关，其中饮酒与共病在震后 14 个月仍相关，而其他的相关关系则不再显著。此外，社会支持还在震后 26 个月与单纯抑郁相关。在此，婚姻状况、收入、饮酒是共病的独特因素，社会支持则共同影响了抑郁和共病。明晰这些变量之间的关系，有助于区分灾后单一精神症状与多元症状的影响因素，在进行灾后干预的时候，可以有针对性地选择合适的可干预因素。在灾后 PTSD 研究中，重视教育程度、性别的独特作用，提高灾民对灾难及精神疾患的认知能力，挖掘男性灾民应对灾难的人格特质，提高个人及社区的抗逆力。关注婚姻状况、收入、饮酒、抽烟与共病之间的关系，共病的灾民要承受比单一症状更重的精神压力，如何教给他们有效且健康的应对灾难的方法，是需要去探究的。社会支持与抑郁之间的相关也是需要持续关注的问题，社会支持对抑郁干预更有效，而抑郁在灾民中持续的时间又较长，所以持续地提供多层面的社会支持是非常必要的。

本章运用交叉滞后检验的方法进一步验证了 PTSD 与抑郁的纵向相关关系，发现 PTSD 不仅有显著的自我预测关系，还能预测抑郁的发生。PTSD、抑郁是灾后常见的两种精神疾患，研究者及精神健康干预者要重视具有精神疾患的灾民，特别是同时有两种症状的灾民，在长期状态下 PTSD 症状是否会发展为抑郁症状也是未来需要继续探究的问题。

五　结论

第一，不同的影响因素在不同时间点上对 PTSD、抑郁及共病的影响是不同的，性别仅对共病及单纯 PTSD 有影响，年龄、社会支持仅对单纯抑郁及共病有影响，教育程度仅对单纯 PTSD 有影响，收入、婚姻状况、抽烟、饮酒仅对共病有影响。因此，PTSD 与抑郁的相关关系既受共同因素也受不同因素的影响。

（1）震后 8 个月，单纯抑郁与地区、年龄相关；单纯 PTSD 与地区相关；共病与地区、年龄、婚姻状况、收入、饮酒、社会支持相关。

（2）震后 14 个月，单纯抑郁与各变量均不存在统计意义上的相关；单纯 PTSD 与教育程度相关；共病与饮酒相关。

（3）震后 26 个月，单纯抑郁与社会支持相关；单纯 PTSD 与性别相关；共病与地区、抽烟相关。

（4）震后 44 个月，单纯抑郁、单纯 PTSD、共病与各因素均不存在显著相关关系。

第二，因果关系的验证中发现了震后 14 个月的 PTSD 对震后 26 个月抑郁的预测作用。此外，还发现 PTSD 存在显著的自我预测关系，震后 14 个月的 PTSD 预测了震后 26 个月的 PTSD，震后 26 个月的 PTSD 预测了震后 44 个月的 PTSD。

第六章　PTSD、抑郁与躯体健康的关系

已有研究虽然表明 PTSD、抑郁与躯体健康之间存在着关系，但是由于研究选取的样本大多集中在临床样本，较少在地震受灾者样本中得到验证。此外，PTSD 与抑郁对躯体健康的影响程度是否存在差异，随着时间的变化，精神健康与躯体健康的关系如何，也较少得到验证。汶川地震后，大多数研究关注灾民的精神健康状况，而少有研究关注灾民的躯体健康状况。本章将进一步分析 PTSD、抑郁及共病与躯体健康的关系，以探究震后不同时间点上灾民精神健康与躯体健康之间的关系，并比较 PTSD、抑郁及共病对躯体健康的影响。

一　研究对象

此部分采用了震后 2~44 个月五次重复测量的所有样本，具体描述见第三章表 3-1。

二　统计方法

卡方检验：分别检验 PTSD、抑郁与两周患病率的双变量相关。

二元逻辑回归分析：在控制其他社会人口学变量、健康习惯变量、社会支持变量后，分析 PTSD、抑郁及共病对躯体健康的影响。

三　研究结果

（一）躯体健康（两周患病率）变化

为了清晰地描述震后 2~44 个月两周患病率的变化趋势，见图 6-1。

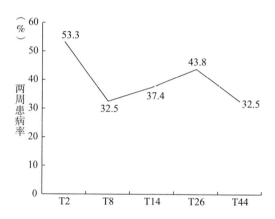

图 6-1　震后 2~44 个月两周患病率变化趋势

注：纵坐标代表两周患病率比例。

从图 6-1 可知，震后 2 个月，灾民两周患病率高达 53.3%，震后 8 个月降低为 32.5%，震后 14 个月略有升高，为 37.4%，震后 26 个月继续升高到 43.8%，震后 44 个月，降到较低水平，为 32.5%。

对震后 2~44 个月在不同人群中两周患病率及内部差异报告见表 6-1。

表 6-1　震后 2~44 个月不同人群的两周患病率及内部差异

		T2	T8	T14	T26	T44
		% (n)	% (n)	% (n)	% (n)	% (n)
乡镇	永安镇	51.2 (213)	**28.2 (166)**	**27.5 (157)**	42.6 (218)	31.5 (195)
	广济镇	54.6 (353)	**40.2 (300)*****	**46.4 (293)***** 44.7 (294)		33.6 (218)

续表

		T2	T8	T14	T26	T44
		% (n)	% (n)	% (n)	% (n)	% (n)
性别	男	**47.8**（189）	**30.0**（144）	34.4（179）	**38.7**（191）	**22.5**（173）
	女	**56.5**（377）**	**37.7**（322）**	39.7（271）	**47.4**（321）**	**37.5**（240）***
民族	汉族	53.4（551）	35.1（454）	37.8（443）	43.5（494）	32.6（400）
	其他	48.4（15）	29.3（12）	21.9（7）	52.9（18）	31.0（13）
年龄	16~35岁	**31.7**（46）	**17.6**（41）	**18.4**（29）	**22.1**（34）	23.4（43）
	35~55岁	**51.2**（276）	**32.1**（202）	**33.5**（209）	**40.6**（228）	31.0（207）
	>55岁	**64.6**（244）***	**47.1**（223）***	**50.4**（212）***	**54.9**（250）***	**39.1**（163）***
婚姻状况	已婚	53.2（502）	33.8（405）	37.1（407）	43.9（455）	33.1（369）
	未婚	54.2（64）	**45.2**（61）**	40.2（43）	42.5（57）	28.8（44）
教育程度	小学及以下	**58.5**（453）	**39.4**（377）	**41.4**（361）	**48.5**（415）	34.9（314）
	中学及以上	**39.2**（113）***	**23.6**（89）***	**26.9**（89）***	**30.9**（97）***	**26.9**（99）**
收入	≤900元	55.7（375）	**43.2**（240）	**53.6**（157）	**55.9**（171）	**42.3**（102）
	900~1800元	49.5（138）	**32.4**（143）	**35.1**（138）	**40.5**（138）	**37.5**（107）
	≥1800元	40.6（13）	**24.5**（77）***	**29.4**（145）***	**37.8**（181）***	**26.5**（180）***

注：*** $p<0.001$，** $p<0.01$，* $p<0.05$。

从表6-1可知，两周患病率在不同的地区、性别、年龄、婚姻状况、教育程度及收入水平人群中存在显著差异。

震后2个月，两周患病率在性别、年龄、教育程度上存在显著差异，女性、55岁以上人群、小学及以下教育程度的人群两周患病率较高。

震后8个月，两周患病率在地区、性别、年龄、婚姻状况、教育程度、收入上存在显著差异，广济镇居民、女性、55岁以上人群、小学及以下教育程度人群、未婚人群、家庭月收入小于等于900元人群两周患病率较高。

震后14个月，两周患病率在地区、年龄、教育程度、收入上存在显著差异，广济镇居民、55 岁以上人群、小学及以下教育程度人群、月收入小于等于 900 元的人群两周患病率较高。

震后 26 个月，两周患病率在性别、年龄、教育程度、收入上存在显著差异，女性、55 岁以上人群、家庭月收入小于等于 900 元人群两周患病率较高。

震后 44 个月，两周患病率在性别、年龄、教育程度、收入上存在显著差异，女性、55 岁以上人群、家庭月收入小于等于 900 元人群两周患病率较高。

（二）PTSD 与躯体健康的关系

1. PTSD 与两周患病率的双变量相关

震后 2 ~ 44 个月 PTSD 与两周患病率相关的卡方检验结果见表 6 - 2。

表 6 - 2　PTSD 与两周患病率的卡方分析

		T2 ~ T44		
		两周不患病	两周患病	
		% （n）	% （n）	χ^2
T2	无 PTSD	52.9 (235)	47.1 (209)	
	PTSD	42.2 (261)	57.8 (357)	11.87***
T8	无 PTSD	68.2 (709)	31.8 (331)	
	PTSD	54.2 (160)	45.8 (135)	19.64***
T14	无 PTSD	66.2 (639)	33.8 (326)	
	PTSD	47.9 (114)	52.1 (124)	27.36***
T26	无 PTSD	56.1 (531)	43.9 (416)	
	PTSD	57.0 (127)	43.0 (96)	0.057
T44	无 PTSD	68.6 (801)	31.4 (367)	
	PTSD	54.5 (55)	45.5 (46)	8.45**

注：*** p < 0.001，** p < 0.01，* p < 0.05；T2 ~ T44 代表 T2 个、T8 个、T14 个、T26 个和 T44 个月的两周患病率，并分别对应列上相应时间点的变量。

由表 6－2 可以看出，除了震后 26 个月，在其他时间点上，PTSD 与两周患病率均显著相关。

震后 2 个月，相对于没有 PTSD 的灾民，有 PTSD 的灾民两周患病率较高（47.1% VS 57.8%）。

震后 8 个月，相对于没有 PTSD 的灾民，有 PTSD 的灾民两周患病率较高（31.8% VS 45.8%）。

震后 14 个月，相对于没有 PTSD 的灾民，有 PTSD 的灾民两周患病率较高（33.8% VS 52.1%）。

震后 44 个月，相对于没有 PTSD 的灾民，有 PTSD 的灾民两周患病率较高（31.4% VS 45.5%）。

2. PTSD 各症状得分与两周患病率的 T 检验

震后 2～44 个月 PTSD 各症状与两周患病率的 T 检验结果见表 6－3。

表 6－3　PTSD 各症状与两周患病率的双变量相关分析

			T2 ~ T44		
			两周不患病	两周患病	P
T2		n	496	566	
	回避	Mean	1.51	1.68	
		SD	1.03	1.00	0.007
	闯入	Mean	2.43	2.72	
		SD	1.33	1.24	<0.001
	高警觉	Mean	2.41	2.76	
		SD	1.33	1.22	<0.001
T8		n	869	466	
	回避	Mean	0.88	1.20	
		SD	0.94	1.09	<0.001
	闯入	Mean	1.39	1.90	
		SD	1.13	1.19	<0.001

续表

			T2 ~ T44		
			两周不患病	两周患病	P
T14	高警觉	Mean	1.21	1.53	
		SD	1.04	1.10	< 0.001
		n	753	450	
	回避	Mean	1.10	1.19	
		SD	0.86	0.86	0.088
	闯入	Mean	1.46	1.86	
		SD	0.93	0.98	< 0.001
T26	高警觉	Mean	1.29	1.67	
		SD	0.82	0.91	< 0.001
		n	658	512	
	回避	Mean	0.92	1.01	
		SD	0.85	0.93	0.075
	闯入	Mean	1.43	1.49	
		SD	1.17	1.10	0.339
T44	高警觉	Mean	1.40	1.56	
		SD	1.03	1.06	0.008
		n	856	413	
	回避	Mean	0.52	0.67	
		SD	0.73	0.83	0.001
	闯入	Mean	0.86	1.01	
		SD	0.03	0.05	< 0.001
	高警觉	Mean	0.83	1.01	
		SD	0.03	0.05	< 0.001

注：T2 ~ T44 代表 T2 个、T8 个、T14 个、T26 个、T44 个月的两周患病率，并分别对应列上相应时间点的变量。

由表6－3的T检验结果可以看出，震后2个、8个和44个月，PTSD回避、闯入及警觉症状在两周内患病人群的得分均显著高于两周内不患病的人群。

震后 14 个月，PTSD 闯入及警觉症状在两周内患病人群的得分均显著高于两周内不患病的人群。

震后 26 个月，PTSD 警觉症状在两周内患病人群的得分均显著高于两周内不患病的人群。

3. PTSD 对躯体健康影响的回归分析

以两周患病率为因变量，在控制了社会人口学变量后，PTSD 对躯体健康的影响见表 6 - 4。

表 6 - 4　PTSD 对两周患病率影响的二元逻辑回归分析

	T2 - 两周患病率	T8 - 两周患病率	T14 - 两周患病率	T26 - 两周患病率	T44 - 两周患病率
	OR（95% CI）	OR（95% CI）	OR（95% CI）	OR（95% CI）	OR（95% CI）
地区（参照：永安镇）					
广济镇	1. 26	1. 53	2. 09	0. 99	0. 95
	（0. 96, 1. 65）	（1. 19, 1. 95）	（1. 61, 2. 71）	（0. 77, 1. 27）	（0. 74, 1. 23）
P	0. 098	0. 001	＜0. 0001	0. 917	0. 705
性别（参照：男）					
女	1. 47	1. 67	1. 32	1. 64	1. 65
	（1. 10, 1. 96）	（1. 28, 2. 18）	（1. 01, 1. 71）	（1. 27, 2. 13）	（1. 27, 2. 13）
P	＜0. 0001	＜0. 0001	0. 043	＜0. 0001	＜0. 0001
年龄（参照：16～35 岁）					
35～55 岁	2. 39	1. 96	2. 00	1. 97	1. 22
	（1. 51, 3. 78）	（1. 29, 2. 99）	（1. 21, 3. 28）	（1. 25, 3. 11）	（0. 80, 1. 88）
P	＜0. 0001	0. 002	0. 006	0. 004	0. 358
＞55 岁	3. 92	3. 48	3. 29	3. 32	1. 59
	（2. 40, 6. 41）	（2. 19, 5. 52）	（1. 94, 5. 58）	（2. 04, 5. 40）	（0. 99, 2. 55）
P	＜0. 0001	＜0. 0001	＜0. 0001	＜0. 0001	0. 054
婚姻状况（参照：未婚）					
已婚	0. 69	0. 72	0. 69	0. 88	1. 22
	（0. 43, 1. 09）	（0. 48, 1. 07）	（0. 42, 1. 11）	（0. 58, 1. 32）	（0. 80, 1. 86）
P	0. 111	0. 099	0. 126	0. 527	0. 352

续表

	T2 - 两周 患病率	T8 - 两周 患病率	T14 - 两周 患病率	T26 - 两周 患病率	T44 - 两周 患病率
	OR (95% CI)	OR (95% CI)	OR (95% CI)	OR (95% CI)	OR (95% CI)
教育程度 (参照：中学及以上)					
小学及以下	1.42 (1.10, 1.97)	1.22 (0.88, 1.68)	1.38 (0.99, 1.92)	1.35 (0.98, 1.86)	1.05 (0.77, 1.44)
P	0.036	0.234	0.053	0.066	0.756
收入 (参照：≥1800 元)					
≤900 元	1.56 (0.73, 3.33)	1.55 (1.12, 2.16)	1.96 (1.41, 2.73)	1.61 (1.17, 2.21)	1.85 (1.32, 2.59)
P	0.253	0.009	< 0.0001	0.003	< 0.0001
900 ~ 1800 元	1.43 (0.65, 3.11)	1.30 (0.92, 1.82)	1.28 (0.95, 1.73)	1.13 (0.84, 1.51)	1.63 (1.21, 2.21)
P	0.372	0.137	0.105	0.432	0.001
PTSD (参照：否)					
是	**1.36** **(1.03, 1.78)**	**1.48** **(1.11, 1.96)**	**2.09** **(1.54, 2.85)**	0.92 (0.70, 1.26)	**1.70** **(1.10, 2.61)**
P	**0.028**	**0.007**	**< 0.0001**	0.606	**0.017**

由表 6 - 4 可知，当控制了所有的社会人口学变量后，PTSD 与两周患病率的相关除了震后 26 个月之外，在其他时间点上均显著。

（1）震后 2 个月，有 PTSD 的灾民两周患病率的风险高于没有 PTSD 的灾民（OR = 1.36，95% CI：1.03 ~ 1.78）。

（2）震后 8 个月，有 PTSD 的灾民两周患病率的风险高于没有 PTSD 的灾民（OR = 1.48，95% CI：1.11 ~ 1.96）。

（3）震后 14 个月，有 PTSD 的灾民两周患病率的风险高于没有 PTSD 的灾民（OR = 2.09，95% CI：1.54 ~ 2.85）。

（4）震后 44 个月，有 PTSD 的灾民两周患病率的风险高于没有 PTSD 的灾民（OR = 1.70，95% CI：1.10 ~ 2.61）。

（三）抑郁与躯体健康的关系

1. 抑郁与两周患病率的双变量分析

震后 8 ~ 44 个月抑郁与两周患病率的卡方检验结果见表 6 - 5。

表 6 - 5　抑郁与两周患病率的卡方分析

		T8 - T44		
		两周不患病	两周患病	
		% （N）	% （N）	χ^2
T8	无抑郁	70.0（642）	30.0（275）	
	抑郁	54.0（224）	46.0（191）	32.30 ***
T14	无抑郁	65.7（561）	34.3（293）	
	抑郁	54.8（190）	45.2（157）	12.59 ***
T26	无抑郁	60.1（486）	39.9（322）	
	抑郁	47.4（171）	52.6（190）	16.56 ***
T44	无抑郁	70.0（778）	30.0（334）	
	抑郁	49.7（77）	50.3（78）	25.51 ***

注：*** $p < 0.001$，** $p < 0.01$，* $p < 0.05$；T8 - T44 代表 T8 个、T14 个、T26 个和 T44 个月的两周患病率，并分别对应列上相应时间点的变量。

由表 6 - 5 可知，震后 8 ~ 44 个月，抑郁与两周患病率均显著相关。

震后 8 个月，相对于没有抑郁的灾民，有抑郁的灾民两周患病率较高（30.0% VS 46.0%）。

震后 14 个月，相对于没有抑郁的灾民，有抑郁的灾民两周患病率较高（34.3% VS 45.2%）。

震后 26 个月，相对于没有抑郁的灾民，有抑郁的灾民两周患病率较高（39.9% VS 52.6%）。

震后 44 个月，相对于没有抑郁的灾民，有抑郁的灾民两周患病率较高（30.0% VS 50.3%）。

2. 抑郁对躯体健康影响的回归分析

以两周患病率为因变量，在控制了社会人口学变量后，抑郁对躯体健康的影响见表 6-6。

表 6-6　抑郁对两周患病率影响的二元逻辑回归分析

	T8-两周患病率 OR（95% CI）	T14-两周患病率 OR（95% CI）	T26-两周患病率 OR（95% CI）	T44-两周患病率 OR（95% CI）
地区（参照：永安镇）				
广济镇	1.52（1.18，1.95）	2.09（1.61，2.70）	0.97（0.75，1.25）	0.94（0.73，1.21）
P	0.001	< 0.0001	0.808	0.619
性别（参照：男）				
女	1.64（1.26，2.14）	1.37（1.05，1.78）	1.60（1.23，2.08）	1.61（1.25，2.09）
P	< 0.0001	0.019	< 0.0001	< 0.0001
年龄（参照：16~35 岁）				
35~55 岁	1.92（1.26，2.92）	2.07（1.26，3.41）	1.88（1.19，2.97）	1.24（0.80，1.91）
P	0.002	0.004	0.007	0.339
>55 岁	3.31（2.08，5.26）	3.41（2.02，5.78）	3.20（1.96，5.21）	1.64（1.01，2.64）
P	< 0.0001	< 0.0001	< 0.0001	0.044
婚姻状况（参照：未婚）				
已婚	0.70（0.47，1.05）	0.70（0.43，1.13）	0.90（0.60，1.36）	1.20（0.79，1.83）
P	0.082	0.141	0.620	0.396
教育程度（参照：中学及以上）				
小学及以下	1.22（0.88，1.68）	1.42（1.02，1.96）	1.31（0.95，1.80）	1.03（0.75，1.41）
P	0.240	0.035	0.102	0.869
收入（参照：≥1800 元）				
≤900 元	1.54（1.11，2.15）	1.86（1.34，2.58）	1.59（1.16，2.19）	1.84（1.31，2.58）
P	0.011	< 0.0001	0.004	< 0.0001

续表

	T8-两周患病率 OR（95%CI）	T14-两周患病率 OR（95%CI）	T26-两周患病率 OR（95%CI）	T44-两周患病率 OR（95%CI）
900~1800元	1.29（0.92，1.82）	1.26（0.93，1.69）	1.11（0.83，1.49）	1.64（1.22，2.22）
P	0.140	0.133	0.484	0.001
抑郁（参照：否）				
是	**1.62（1.26，2.10）**	**1.49（1.14，1.96）**	**1.53（1.17，1.99）**	**2.34（1.63，3.35）**
P	**<0.0001**	**0.004**	**0.002**	**<0.0001**

由表 6-6 可知，当控制了所有的社会人口学变量后，在不同时间点上，抑郁与两周患病率的相关均显著。

（1）震后 8 个月，有抑郁的灾民两周患病率风险高于没有抑郁的灾民（OR = 1.62，95% CI：1.26 ~ 2.10）。

（2）震后 14 个月，有抑郁的灾民两周患病率风险高于没有抑郁的灾民（OR = 1.49，95% CI：1.14 ~ 1.96）。

（3）震后 26 个月，有抑郁的灾民两周患病率风险高于没有抑郁的灾民（OR = 1.53，95% CI：1.17 ~ 1.99）。

（4）震后 44 个月，有抑郁的灾民两周患病率风险高于没有抑郁的灾民（OR = 2.34，95% CI：1.63 ~ 3.35）。

（四）PTSD、抑郁及共病与躯体健康的关系

在此，进一步对单纯 PTSD、单纯抑郁及二者共病与躯体健康的关系进行双变量分析及多项式逻辑回归分析。

1. 单纯 PTSD、单纯抑郁及共病与两周患病率的双变量分析

震后 8 ~ 44 个月，是否 PTSD、是否抑郁的四种交互形式：无症状、单纯 PTSD、单纯抑郁及二者共病与两周患病率进行卡方检验，结果见表 6-7。

表 6 – 7　单纯 PTSD、单纯抑郁及共病与两周患病率的卡方分析

| | | T8 ~ T44 | | |
| | | 两周不患病 | 两周患病 | |
		% （N）	% （N）	χ^2
T8	无症状	71.1 （599）	28.9 （244）	
	PTSD	58.1 （43）	41.9 （31）	
	抑郁	55.4 （108）	44.6 （87）	
	共病	52.7 （116）	47.3 （104）	37.63***
T14	无症状	67.6 （517）	32.4 （248）	
	PTSD	49.4 （44）	50.6 （45）	
	抑郁	60.6 （120）	39.4 （78）	
	共病	47.0 （70）	53.0 （79）	30.53***
T26	无症状	59.3 （439）	40.7 （301）	
	PTSD	69.1 （47）	30.9 （21）	
	抑郁	44.2 （91）	55.8 （115）	
	共病	51.6 （80）	48.4 （75）	20.97***
T44	无症状	70.2 （753）	29.8 （319）	
	PTSD	62.5 （25）	37.5 （15）	
	抑郁	50.0 （47）	50.0 （47）	
	共病	49.2 （30）	50.8 （31）	26.58***

注：*** $p < 0.001$，** $p < 0.01$，* $p < 0.05$；T8 ~ T44 代表 T8 个、T14 个、T26 个和 T44 个月的两周患病率，并分别对应列上相应时间点的变量。

由表 6 – 7 可知，震后 8 ~ 44 个月，单纯 PTSD、单纯抑郁及二者共病与两周患病率显著相关。

2. 单纯 PTSD、单纯抑郁及共病对躯体健康影响的回归分析

以两周患病率为因变量，在控制了社会人口学变量后，单纯 PTSD、单纯抑郁及二者共病对躯体健康的影响见表 6 – 8。

表6-8 单纯 PTSD、单纯抑郁及二者共病对两周患病率影响的二元逻辑回归分析

	T8-两周患病率 OR（95%CI）	T14-两周患病率 OR（95%CI）	T26-两周患病率 OR（95%CI）	T44-两周患病率 OR（95%CI）
地区（参照：永安镇）				
广济镇	1.49（1.16，1.91）	2.10（1.61，2.72）	0.98（0.76，1.26）	0.94（0.73，1.21）
P	0.002	<0.0001	0.874	0.619
性别（参照：男）				
女	1.63（1.25，2.12）	1.32（1.01，1.72）	1.65（1.27，2.14）	1.61（1.24，2.09）
P	<0.0001	0.041	<0.0001	<0.0001
年龄（参照：16~35岁）				
35~55岁	1.91（1.25，2.91）	2.01（1.22，3.31）	1.90（1.21，3.00）	1.23（0.80，1.91）
P	0.003	0.006	0.006	0.349
>55岁	3.28（2.06，5.12）	3.31（1.95，5.61）	3.24（1.99，5.29）	1.62（1.01，2.62）
P	<0.0001	<0.0001	<0.0001	0.048
婚姻状况（参照：未婚）				
已婚	0.70（0.47，1.05）	0.69（0.42，1.12）	0.91（0.60，1.38）	1.20（0.79，1.83）
P	0.082	0.134	0.655	0.394
教育程度（参照：中学及以上）				
小学及以下	1.20（0.87，1.67）	1.38（0.99，1.91）	1.31（0.95，1.81）	1.03（0.75，1.41）
P	0.264	0.056	0.096	0.871
收入（参照：≥1800元）				
≤900元	1.54（1.11，2.15）	1.94（1.39，2.70）	1.59（1.15，2.19）	1.85（1.32，2.60）
P	0.011	<0.0001	0.005	<0.0001
900~1800元	1.28（0.91，1.80）	1.28（0.95，1.72）	1.12（0.83，1.51）	1.65（1.22，2.23）
P	0.158	0.112	0.450	0.001
共病（参照：无任何症状）				
单纯抑郁	**1.63（1.17，2.29）**	1.26（0.89，1.78）	**1.62（1.16，2.25）**	**2.38（1.51，3.75）**
P	**0.004**	0.202	**0.004**	**<0.0001**
单纯 PTSD	1.46（0.88，2.44）	**2.09（1.30，3.35）**	0.58（0.33，1.04）	1.23（0.61，2.49）
P	0.144	**0.002**	0.067	0.565

	T8 - 两周患病率	T14 - 两周患病率	T26 - 两周患病率	T44 - 两周患病率
	OR（95% CI）	OR（95% CI）	OR（95% CI）	OR（95% CI）
共病	**1. 74（1. 25，2. 40）**	**2. 25（1. 54，3. 29）**	1. 28（0. 88，1. 85）	**2. 33（1. 36，3. 99）**
P	**0. 001**	**< 0. 0001**	0. 199	**0. 002**

由表 6 - 8 可知，当控制了所有的社会人口学变量后，单纯抑郁、单纯 PTSD 及共病与两周患病率相关显著。

单纯抑郁与两周患病率在震后 8 个、26 个和 44 个月的三个时间点上显著相关。

（1）震后 8 个月，有单纯抑郁症状的灾民两周患病率的风险高于没有任何症状的灾民（OR = 1. 63，95% CI：1. 17 ~ 2. 29）。

（2）震后 26 个月，有单纯抑郁症状的灾民两周患病率的风险高于没有任何症状的灾民（OR = 1. 62，95% CI：1. 16 ~ 2. 25）。

（3）震后 44 个月，有单纯抑郁症状的灾民两周患病率的风险高于没有任何症状的灾民（OR = 2. 38，95% CI：1. 51 ~ 3. 75）。

单纯 PTSD 与两周患病率在震后 14 个月显著相关。

震后 14 个月，有单纯 PTSD 症状的灾民两周患病率的风险高于没有任何症状的灾民（OR = 2. 09，95% CI：1. 30 ~ 3. 35）。其他时间点上，单纯 PTSD 与两周患病率不存在统计意义上的相关。

共病与两周患病率在震后 8 个、14 个和 44 个月三个时间点上均显著相关。

（1）震后 8 个月，有共病的灾民两周患病率的风险高于没有任何症状的灾民（OR = 1. 74，95% CI：1. 25 ~ 2. 40）。

（2）震后 14 个月，有共病的灾民两周患病率的风险高于没有任何症状的灾民（OR = 2. 25，95% CI：1. 54 ~ 3. 29）。

（3）震后 44 个月，有共病的灾民两周患病率的风险高于没有任何症状的灾民（OR = 2.33，95% CI：1.36～3.99）。

四　讨论

本部分验证了精神健康对躯体健康影响，发现 PTSD、抑郁对躯体健康均有显著影响。躯体健康是显性的，灾难中受伤，突发急性疾病，或慢性病情加重，都会得到灾民的重视，并能很快地接受治疗。精神健康是隐性的，很多时候精神健康带来的压力及低落等负面情绪，通过破坏个体的免疫系统影响个体的躯体健康状况。相比单纯 PTSD 与躯体健康的关系，单纯抑郁与躯体健康的关系更强。灾难后灾民的 PTSD 症状往往受到人们很多的关注，但是随着时间的推移这种症状水平逐渐降低，抑郁作为经常与 PTSD 共存的症状在震后长期状态下保持相对较高水平，抑郁与躯体健康的长期关系值得进一步研究。本书将两周患病率作为躯体健康的指标可能不够准确，未来对躯体健康的测量应更加准确，同时需要更严谨的设计去验证结论。精神疾患的躯体化表达也应在未来的研究中得到充分的考虑，中国人往往不善于直接报告自己的精神疾患，就医时经常将自己的负面情绪表述为头痛，研究者在对躯体健康与精神健康的研究时应注意这些文化因素带来的偏倚。此外，躯体健康与精神健康可能存在一个相互影响的关系，灾前有慢性病或其他躯体疾病的人是否在灾难中也更容易出现抑郁或PTSD 症状，这需要前瞻性的研究设计，而它们之间的因果关系可能还需要纵向研究设计去进一步验证。

五　结论

第一，PTSD 与两周患病率在震后 2 个、8 个、14 个和 44 个月显著相关。单纯 PTSD 与两周患病率在震后 14 个月时显著相关。

有 PTSD 症状的灾民相对于没有 PTSD 症状的灾民躯体健康更差。

第二，抑郁与两周患病率在所有时间点上均显著相关。单纯抑郁与两周患病率在震后 8 个、26 个和 44 个月三个时间点上显著相关。有抑郁症状的灾民相对于没有抑郁症状的灾民躯体健康更差。

第三，震后 8 个、26 个和 44 个月单纯抑郁对躯体健康的影响要大于单纯 PTSD 对躯体健康的影响。

第四，共病与两周患病率在震后 8 个、14 个和 44 个月显著相关，有共病的灾民相对于没有症状的灾民两周患病率更高。

第七章　灾后健康研究综合讨论

本章将结合已有研究成果及本书的发现进行讨论，并对本书的实践指导价值进行分析，最后对未来灾后精神健康研究的挑战及前景进行论述。

第一节　研究结果的讨论

本书通过对震后 2~44 个月五个时间点上重复测量横截面数据的分析发现如下几点。（1）震后随着时间的推移，PTSD、抑郁的患病率逐渐下降。（2）震后灾民 PTSD 与地区、性别、年龄、婚姻状况、饮酒、教育程度、社会支持显著相关，广济镇居民、女性、35~55 岁人群、已婚人群、不饮酒人群、小学及以下教育程度人群、低社会支持的人群，发生 PTSD 的风险较高。震后灾民抑郁与地区、年龄、婚姻状况、教育程度、抽烟、饮酒、社会支持显著相关，广济镇居民、55 岁以上人群、未婚人群、小学及以下教育程度人群、不抽烟人群、不饮酒人群、低社会支持的人群，发生抑郁的风险较高。（3）PTSD 与抑郁的相关既受共同因素影响，也受不同因素的作用。震后一段时间内，地区对单纯 PTSD、单纯抑郁及共病均有影响，教育程度仅对单纯 PTSD 有影响。对纵向数据的进一步验证发现了震后 14 个月的 PTSD 对震后 26 个月抑郁的预测作用，PTSD 对后来的 PTSD 有预测作用。（4）PTSD、抑郁及其

共病与躯体健康显著相关。共病对躯体健康影响最大，震后 8 个、
26 个和 44 个月单纯抑郁对躯体健康的影响要大于单纯 PTSD 对躯
体健康的影响。具体讨论如下。

一 震后 PTSD、抑郁随着时间的推移而降低

一般认为，PTSD 的患病率在灾难发生之后会迅速下降，随着
受难者将关注重点转移到日常生活上，PTSD 的患病率将回归到相
对较低的水平（Van et al.，2012）。本研究发现震后两个月，
58.2% 的灾民有 PTSD 症状，截至震后 44 个月，仍然有 8% 的灾民
有 PTSD 症状。以往的研究同样发现地震对灾民的心理影响是长期
的。1999 年中国台湾地震后 2 年，PTSD 的患病率为 10%，震后 3
年才有所下降，自杀率则逐渐上升（Chou et al.，2007）。张本等
人的研究发现，1976 年唐山大地震所致的 260 名孤儿在地震后 30
年的 PTSD 患病率仍然高达 12%（张本等，2008）。因此，未来基
于灾难对健康的长期影响研究是必要的。

汶川地震后抑郁比 PTSD 更多地流行于灾民中，但是就目前震
后精神健康研究来说，抑郁相对于 PTSD 得到的关注较少。汶川地
震后 8 个月，在受灾居民中，抑郁的患病率高达 31.3%，在震后
14 个和 26 个月患病率的变化并不明显，分别为 28.8%、30.9%，
在震后 44 个月抑郁患病率有了一个显著下降，降低到 12.8%。此
外，由于缺失震后 2 个月的数据，·笔者只能看到震后 8~44 个月抑
郁的患病率，这一指标均高于同期的 PTSD 患病率，这与另一项汶
川地震后对 1195 名灾民做的入户访谈得出的结论相似，PTSD、焦
虑、抑郁的患病率在其研究中分别为 26.3%，49.8% 和 49.6%
（Zhang et al.，2011）。然而一项对土耳其地震后 14 个月的调查则
显示 PTSD 的患病率要高于抑郁的患病率（23% VS 16%）（Baso-

glu et al.，2004）。震后 PTSD、抑郁的患病率可能与不同的社会文化、灾难特点有关。

共病普遍存在于受地震影响的人群中。共病在震后 8 个月达到16.6%，震后 14 个月下降到 12.3%，震后 26 个月小幅上升到13.2%，震后 44 个月下降到 4.8%。目前对汶川地震后共病的研究仅见于青少年群体，共病患病率在震后 12 个、18 个和 24 个月的报告分别为 17.5%、19.0% 和 16.5%（Ying et al.，2012）。本研究第一次报告了成人群体的共病患病率。

总的来说，汶川地震发生后在短期内给灾民的精神健康造成了严重影响，可能的解释有：（1）地震造成的生存环境的破坏，使灾民难以建立正常的心理活动的支持系统，生计的破坏给个人的日常生活带来巨大压力，促使了负面情绪及错误归因的形成，进一步加剧了 PTSD、抑郁的发生；（2）地震诱发的次生灾害，如水灾、瘟疫、地质灾害等，时刻威胁着灾民的人身和财产安全，使得灾民对灾难的重现、警觉症状增加，从而长时间地陷入惊恐忧虑的精神状态；（3）震后短期内各种传言及信息的影响，容易出现外出逃难、情绪波动等异常，干扰了人们的正常生活和灾后重建。在震后长期，PTSD、抑郁的患病率逐渐下降。可能的解释有：（1）随着自然恢复的过程，人们开始走出悲伤，PTSD、抑郁的症状逐渐减弱或消失；（2）灾后重建的大量工作，转移了灾民的注意力，其更多地将精力投入恢复家园、寻找新的工作机会等上；（3）社会支持增多缓解了地震对灾民造成的影响，政府、社会组织入驻灾区，给予当地大量的物质及基础建设支持。从 PTSD、抑郁随时间的变化趋势来看，PTSD 患病率的下降比较明显，而抑郁患病率的下降比较平缓。这可能说明 PTSD 的发生相对抑郁与灾难的关系更为密切，另外，鉴于抑郁与 PTSD 的共生性，是否一部分 PTSD 患者在震后随着时间的推移发展为抑郁患者有待未来进一步探究。

二 震后 PTSD、抑郁受社会人口学信息、饮酒及社会支持的影响

PTSD 的影响因素包括遭受创伤前的变量，主要是社会人口学因素和个人素质变量；灾难围创期的变量，包括灾难事件的影响程度、个人在地震中的经历、人们对灾难的态度等；创伤后的变量，包括应对方式、社会支持等。本书考察了社会人口学信息、抽烟、饮酒及社会支持对灾民 PTSD 的影响，发现地区、性别、年龄、教育程度、收入、饮酒、社会支持均与 PTSD 显著相关。灾后抑郁既有与 PTSD 相似的影响因素，也有独特的影响因素。从社会人口学变量来讲，地区、性别、年龄、婚姻、收入均与抑郁显著相关。在控制了社会人口学变量之后，抑郁与饮酒、社会支持显著相关。具体来讲，灾后 PTSD、抑郁的影响因素讨论如下。

灾害暴露程度越高，越容易诱发 PTSD、抑郁：处于高暴露中的灾民 PTSD 及抑郁的患病率高于低暴露人群的患病率。笔者发现广济镇居民相对于永安镇居民发生 PTSD、抑郁的风险较高，这可能与广济镇灾民所承受的灾难暴露较多相关，在汶川地震中，广济镇相对于永安镇距离震中更近，不论伤亡人数还是房屋倒塌情况都更为严重。灾难暴露与 PTSD 之间的关系在之前的研究中也得到过验证。Carr 等对 1989 纽卡斯尔地震研究发现暴露、财产的损失与之后显著的心理问题患病率相关（Carr et al.，1997）。Goenjian 等对 1988 年 Armenia 地震的研究发现，距离震中较近的人群 PTSD 患病率更高，症状更严重，持续时间也较长（Goenjian et al.，1994）。

关于灾害暴露对灾民的躯体健康和心理健康影响，可能的解

释是：第一，暴露造成的资源缺失，比如房屋损坏、家庭人员的伤亡、社会支持网络的破坏，这些威胁了人们的生活，直接或者间接地影响了灾民的健康；第二，暴露造成的创伤记忆改变了人们对真实世界的理解和信念，从而使灾民对自己生活缺少控制感，而由此产生的巨大压力影响了灾民的精神及躯体健康；第三，暴露可能和其他社会人口学信息及危险因素相互作用进而影响人们的健康状况。如，女性可能在地震暴露前承受了更多的家庭创伤暴露，工作的人可能承担了更多的职业暴露。此外，暴露可能改变了人们的健康习惯，进而影响了健康状况。

女性发生 PTSD 的风险更高：女性相对于男性来说发生 PTSD、抑郁的风险更高。李海峰等人对汶川地震后 8 个月的 390 名老年人进行分析发现，女性、低教育程度、地震前的害怕经历、地震中的压力和害怕等影响了抑郁状况（李海峰等，2010）。虽然以往研究中关于不同性别的精神健康问题的患病率或者性别与症状严重程度之间的双变量关系并不一致。但是，目前灾害研究普遍发现，相比男性来说，女性是震后出现精神健康问题的危险群体。女性增加了发生 PTSD、抑郁、较差自评健康的风险，可能的原因有以下几个方面。第一，女性比男性经历了更严重的暴露，或者经历了不同类型的暴露。虽然一些研究表明，男性比女性经历了更多的暴露（Salcioglu et al.，2003），但是女性也可能经历了更多符合 PTSD 标准的暴露（害怕、失望等）。第二，这可能也与女性所承担的家庭及社会角色相关。女性作为妻子或者母亲，承担着照料家庭及照料儿童的责任，家庭财产的损失、生存环境的破坏、儿童在灾难中受伤等，都会增加女性在灾难中的压力及脆弱性。所以，那些对家庭或者社区造成损坏的灾难，对女性的影响可能更为严重。第三，女性特定心理上的脆弱性，使女性报告了更多的创伤前精神健康问题、创伤前暴露在家庭暴力等事件中（Agronick et al.，2007）。由于这些因素与创伤后精神心理状况有很强关系，精神健康史、受虐待史也进一步影响了创伤后的恢复过程。第四，灾难相关的压力与婚姻关系相联系可能增加身体或者心理的暴力行为（Menendez et al.，2006）。灾难对社区和个人造成的心理后果将干扰灾民的文化、社会、经济角色，灾难之后男性更容易将这种挫折转为对女性的攻击。最后，女性与男性相比可能感知到了更低的社会支持（Norris FH et al.，2005）。灾后社会网络的破坏、房屋的毁坏可能减少被虐待妇女进入庇护所、社会支持网络或者其他女性可以利用的在灾难发生之前使他们摆脱暴力保持安全的措施。随着灾后家庭暴力、社区暴力的增加，相应的社会支持则处于下降水平。未来研究中，通过分开报告男性、女性的结果变量可以帮助确定灾害研究中的性别差异，以及哪些男女方面的差异影响了精神健康的结果。

35～55 岁中年人发生 PTSD 的风险最高，55 岁以上老人发生抑郁的风险更高：35～55 岁年龄组的人群比其他两个年龄组的人群 PTSD 患病率要高，已婚灾民的 PTSD 患病率大于未婚的。目前，很少具有代表性的流行病学研究，来报告 PTSD 及创伤在不同年龄组中的患病率差异，总的来说，年长人群比年轻人报告了更少的 PTSD 症状（Frans et al.，2005），只有一项研究报告了年长者存在较高的 PTSD 患病率（Maercker et al.，2008）。关于震后成年人 PTSD 的调查则表明，尽管从总分上 PTSD 得分在各年龄段不存在任何差异，但是 60 岁以上人群比年轻人具有较高的觉醒症状、较低的侵入症状（Goenjian et al.，1994）。另一项关于汶川地震后成年人的研究则报告，60 岁以上的人相比年轻人有更多的 PTSD 症状（22.5% VS 8.0%，P = 0.001）（Jia et al.，2010）。已有的研究大多以 60 岁为年龄段的分界点，混淆了 35～55 岁与 18～35 岁这两个年龄段，本书发现，35～55 岁人群比 60 岁以上的人群的 PTSD 的患病率更高，这可能源于震后 35～55 岁的中年人承担了更多的家庭和社会责任，"上有老下有小"的家庭角色，使他们在灾难中承受了更大的压力。此外，中年人在创伤事件前已具有一定的社会地位，创伤事件带给他们的损失相对来说更大，创伤事件发生后，还要承担重建家园、社会角色的再塑造等任务。

抑郁是老年人最常见的精神健康问题，本书发现，55 岁以上老人、已婚的人发生抑郁的风险较高。Zhang 等对汶川地震的研究表明中年以上人群、受伤、生计损失、地震中的害怕情绪、女性这些因素与 PTSD、抑郁均相关（Zhang et al.，2011）。55 岁以上老人的抑郁水平较高，这与以往的研究是一致的。此外，老年人群具有较高的躯体疾病患病率，与躯体疾病共生的抑郁也是 55 岁以上老人抑郁患病率偏高的原因之一。

尽管灾难之后年龄与精神健康脆弱性的关系的争论还在继续，但是很多研究表明老年人相比其他人群出现精神健康问题的风险更大。年龄对灾难效果影响的解释可能有以下四个方面——资源、暴露、免疫、负担，前两个方面表明老年人在灾难中有可能更脆弱，后两个方面揭示老年人在灾难中存在更少的脆弱性。具体来讲：资源上，老年人的躯体健康、社会功能及社会经济地位与年轻人相比都处于较差的水平；暴露上，老年人可能更少接受对于即将发生的灾难的预警，灾难中更可能因为受伤或者损失而产生被剥夺感，他们可能感觉没有时间或者精力去重建自己的生活；免疫上，过去的经验或者对损失的接受能力的强化，这些与年龄相关的特质增加了他们的应对能力，从而改善了灾难造成的恶性结果；负担上，中年人相比老年人承担更多的家庭与工作角色，

151

在恢复期也承担更多的责任。关于年龄和精神健康脆弱性研究结果的不一致主要源于：研究方法的不同、年龄分组与定义的不同（很少限定在特定的年龄或者那些没有独立居住的人）、不足的样本量、不同的测量工具、数据收集时间点的不同、横截面的研究设计、缺少灾前数据，这些方面的存在混淆了年龄的效用。考虑到这些局限性的存在，可能与年轻人相比，在脆弱性方面老年人并没有存在差异。

低社会经济地位是 PTSD、抑郁的风险因素：本书发现，小学及以下教育程度人群发生 PTSD、抑郁的风险要高于中学及以上教育程度人群。对台湾 Chi–Chi 地震的研究同样发现，低教育程度的人群 PTSD 患病率显著高于高教育程度人群（Chen et al.，2007）。本书发现，小学及以下教育程度人群的 PTSD、抑郁患病率较高，这可能由于他们的社会经济地位状况往往较差，地震更易给他们带来创伤压力，而面对压力时，缺乏经验及应对措施更易使他们在灾难中成为弱势群体。此外，本书还发现，家庭月收入低于等于 900 元的人群相对于家庭月收入 900 以上的人群发生 PTSD 的风险较高。这与以往的研究是一致的，Kun 等人对汶川地震后 2 个月的数据分析得出，低家庭收入是 PTSD 的风险因素（Kun et al.，2009b）。

社会经济地位、教育程度对灾后健康的影响比较少，一些研究发现低社会经济地位、低教育程度的人，PTSD、抑郁的患病率较高，躯体健康也较差，但是也有研究发现两者不存在相关关系。对两者的潜在关系可能的解释如下。一方面，社会经济地位较低的人，更容易暴露在灾难中，并且自身拥有资源的脆弱性，使其承受了更大的压力也难以从灾难中恢复过来；另一方面，震后长期的健康问题带来的负担加重了其社会经济地位的劣势。就教育程度而言，较低的教育程度，使灾民面对灾难时认知方面的不确定性增加，压力也随之增加，在灾难面前缺乏有效的应对措施等进一步影响了他们的健康问题。此外，社会经济地位和教育程度通过影响其他与健康相关的因素间接对健康产生影响。

饮酒是抑郁与 PTSD 的保护因素：本书发现，饮酒的人，PTSD、抑郁的患病率较低。当前许多相关研究虽然发现在创伤发生之后饮酒量的增加与 PTSD 存在一定的关系，但是在因果关系上还存在诸多争议（Jacobsen et al.，2001），另外也有研究表明，饮酒作为一种应对方式对 PTSD 的恢复起到一定作用（North et al.，2011）。本研究中，结合当地的文化习惯，很多家庭都有每日饮酒的习惯，可能对于饮酒的人来说在地震发生之后情绪更能得到宣泄，所以是发生灾后 PTSD、抑郁的保护因素。

关于灾害后饮酒与精神健康关系的研究有很多，由于研究设计与方法的不同，已有研究得出的结论比较混乱，两者的关系可能不相关，也可能正向相关，还可能负向相关。此外，文化上的差异也导致在特定的背景中，得出的结论不一致，这使笔者很难拿西方的结论来和我国的数据结论做对比。饮酒习惯对健康影响的解释可能有以下方面。第一，饮酒作为对灾害压力的一种应对方式，这也是本书发现饮酒者中抑郁、PTSD 患病率相对低的原因。第二，饮酒可能与其他社会人口学信息相互作用对灾后精神健康的结果产生影响，性别、年龄、暴露、教育程度、社会支持既可能影响饮酒状况，也影响精神健康的结果，比如男性、年轻的人饮酒较多，但是 PTSD、抑郁的患病率相对较低。暴露严重、低教育程度、低社会支持的人饮酒可能较多，PTSD、抑郁的患病率也相对较高。这些因素混杂在一起，使得饮酒与健康之间的关系更加混乱。第三，饮酒可能与工作相关的变量相关，比如工作性质、满意度等，而工作性质又在一定程度上和灾难暴露相关，具体的影响路径需要进一步去探索。未来的研究对饮酒的测量应注重饮酒的剂量以及和灾难相关的饮酒的增加或者减少；研究人群上，现在的研究主要关注成年人，但已有研究发现灾难之后饮酒与灾难相关的 PTSD 及精神健康结果的关系在青春期儿童中更显著，所以青春期儿童也是未来研究需要关注的人群（Schroeder & Polusny，2004）；研究设计上采用追踪研究对于理解饮酒与健康在灾后短期、中期及长期之间的关系非常重要。

社会支持低是 PTSD、抑郁的风险因素：本书发现，低社会支持人群发生抑郁、PTSD 的风险较高。Haroutune 等对 1988 年 Armenia 地震中成年幸存者的抑郁状况进行的研究发现，丧亲、距离震中近、女性是抑郁的危险因素，而地震中有人陪伴、接受帮助或者支持、饮酒则是抑郁的保护因素，特别是震中或者震后的社会支持对抵御负向心理结果起重要的保护作用（Armenian et al.，2002）。

本书揭示，震后及时的社会支持确实能够对 PTSD、抑郁缓解有一定的作用。大量灾后的证据表明，短期的治疗增加了内聚力，对灾民是很有帮助的，这也可以看作社会支持的扩展和延伸。一方面，灾难调动了社会支持；另外一方面，灾难又破坏了之前的社会支持网络。社会支持与精神健康之间的关系既可以是正向的，也可以是反向的。具体可以有如下解释。第一，社会支持保护个人减轻负向压力事件的影响，它可能帮助灾民降低对压力的评估，保持自我效能、自尊和乐观，从而保持心理和情绪上的平和，同时为应对灾难提供资源和途径。第二，个人感知到的社会支持与暴露相互作用，灾难暴露较多的人（失去财产、人员伤亡）可能接受了更多的社会支持。第三，社会支持可能和其他原因相互影响。研究表明，灾后经济问题是得到最普遍关注的问题，其次是对儿童的教育、权利的保护等（Kasapoğlu et al.，2004）。这些问题又和社会经济地位相关，比如低教育程度的人可能报告了更多的经济支持需要，儿童照料及教育问题可能对年轻人比较重要，女性可能有更多情感支持的需要。这些社会人口学因素不仅影响了灾民对社会支持的需要，也影响了社会支持的获得。

三　震后 PTSD 与抑郁相关，PTSD 能够预测抑郁发生

关于 PTSD 与抑郁的关系，本书从三个方面进行了探索：第一，从灾后 PTSD、抑郁的变化趋势来看，灾后 PTSD 迅速下降，而抑郁的变化则滞后于 PTSD，下降相对缓慢。那么，随着震后时间的变化，一部分 PTSD 症状是否转化为抑郁症状，需要未来研究的进一步验证。第二，从两者的影响因素来看，PTSD 与抑郁作为灾难之后两种独立的发展结果，两者存在较强的相关关系。灾后 PTSD、抑郁既受共同因素影响，也受不同因素影响。对单纯 PTSD、单纯抑郁及二者共病的影响因素分析发现，性别仅对共病及单纯 PTSD 有影响，年龄、社会支持仅对单纯抑郁及共病有影响，教育程度仅对单纯 PTSD 有影响，收入、婚姻状况、抽烟、饮酒仅对共病有影响。那么为什么教育程度仅仅对单纯 PTSD 有影响，是否混杂了其他的因素，这也是下一步需要验证发现的。第三，从因果关系的验证中，笔者发现了震后 14 个月的 PTSD 对震后 26 个月抑郁的预测作用。PTSD 与抑郁之间的复杂关系，使得两者的因果验证更加困难，本书提供了一个可能的方向和参考。

PTSD 对抑郁的预测作用可能的解释如下。第一，震后伴随创伤事件的 PTSD，可能影响灾民正常的情绪处理过程，从而加重对自身及世界的负向思考，这些负向认知也是抑郁的重要原因。

①在创伤情况下，人们一方面压抑创伤信息；另一方面反复唤起创伤记忆，当代表自己及未来目标的记忆结构能够适应这些新数据信息时，意味着创伤过程的完成，而处理过程的失败使持续的创伤反应继续表现为创伤记忆的唤起和回避。PTSD破坏了情绪的处理过程，使得创伤信息反复被唤起。②Janoff-Bulman认为，影响创伤反应的假设为，世界是慈善的，世界是有意义的，自我是有价值的，而创伤事件可能会破坏我们对自我及世界的这些假设（Janoff-Bulman，1992）。Bolton和Hill认为，个体在面对世界的时候，他们必须有一种信念，即自我有充足能力，世界是可预测的，世界能足够满足我们的需要，而创伤事件的不可预测、不愉快及无助感挑战了这些信念（Bolton & Hill，1996）。总的来说，情绪处理过程的失败及负向思考的建立使得创伤经历反复被唤起，并影响了人们对事件的归因方式，进一步发展为抑郁。

第二，PTSD带来的持续的焦虑及对创伤再现的回避，使个人对生活事件及人际关系产生退缩心理，而这又进一步导致或者加剧抑郁的发生。Lang认为，害怕的行为依赖于在一个认知框架之内的刺激和反应的关系，那些有焦虑障碍的病人不稳定的害怕记忆容易被唤起，一旦害怕被唤起，经历同样心理反应的经历将根据之前的记忆做出意义上的判断（Lang，1979）。灾难事件后，这种持续的焦虑、害怕情绪加重了灾民对生活及人际关系的退缩心理，破坏了社会支持系统的有效性，从而进一步加剧了抑郁的发生。

第三，一些共同影响PTSD与抑郁发生的症状，进一步加剧了PTSD向抑郁转换的可能性。Jones和Barlow发现，一些造成疼痛的病因同样也存在于PTSD中（Jones & Barlow，1990），也就是说疼痛与创伤的病理体验存在相似之处。在PTSD情况下，人们的焦虑是从真实的创伤开始，而最终的发展基于他们如何想要去避免悲伤的自我认知和心理诱因。关于疼痛与抑郁的研究也发现，两者具有高相关性（Chiu et al., 2005）。从这一点来讲，疼痛或者其他影响 PTSD 的因素，可能进一步加剧了抑郁的发生。

第四，灾难暴露造成的资源缺乏，带来的持久压力，加剧了抑郁的发生。资源守恒模型理论由 Hobfoll 提出，是以资源为基础的一种整体的压力理论模型，该理论认为个体有努力获得和维持自身资源的本能，当个体所处的环境使其知觉到可能失去某些资源，或已经失去了某些资源，或获得新的资源比较渺茫时，就会产生压力，产生不安全感（Hobfoll et al., 2006）。地震之后房屋倒塌、亲人的伤亡、生计的破坏集合成一种资源的匮乏，给人们带来的持续压力，加剧了抑郁的发生。

未来关于 PTSD 与抑郁之间的关系仍需要进一步的验证，需要注意的是：第一，需要更多的纵向研究或者准实验研究，从个体层面对 PTSD、抑郁的关系进行探究；第二，对 PTSD、抑郁的测量应该提高方法学上的严谨性，用可靠的测量工具，尽量纳入临床医生的诊断指标；第三，更多的研究应关注并区分 PTSD 和抑郁共发的问题，PTSD、抑郁的共病是否可以归为一种新的精神障碍类型，仍是需要进一步讨论的问题；第四，从 PTSD、抑郁共享的一些症状去区分两者之间的关系。

四　震后 PTSD、抑郁预测了较差的躯体健康状况

相比震后 PTSD 及抑郁患病率，躯体健康在震后长时间内随着时间的变化并不明显。汶川地震 2 个月后，受灾居民两周患病率高达 53.3%，之后则处于一个波动状态，震后 8 个月两周患病率为 34.9%，震后 14 个月两周患病率为 37.4%，震后 26 个月两周患

病率为43.8%，震后44个月两周患病率为32.5%。地震初期两周患病率达到最高，随之迅速下降，这可能与地震发生后，短期内造成意外伤害及急性病病例增加有关。

本书发现，精神健康与躯体健康存在一定联系，在震后短期内，PTSD、抑郁及两者共病均能预测较差的躯体健康状况。这与以往研究是一致的，临床研究发现在控制了年龄、教育及其他合并的医疗状况的情况下，不论PTSD还是抑郁均比没有这两种症状的人有更差的躯体健康状况（Spiro et al.，2006）。一项针对初级护理的研究发现，PTSD和抑郁均与负向健康认知及较高的自杀观念相关（Rauch et al.，2006）。另外，笔者还发现抑郁对躯体健康的影响要大于PTSD对躯体健康的影响。然而，Frayne等的研究发现PTSD相对抑郁预测了更差的医疗疾病负担（Frayne et al.，2004），Zayfert等对比PTSD与恐慌、一般焦虑障碍及抑郁，发现PTSD预测了更差的躯体健康状况（Zayfert et al.，2002）。结论的差别可能受社会文化的影响，或者有其他混杂因素的存在，这些需要未来进一步去验证。

PTSD或者抑郁影响了躯体健康的解释可能有：第一，震后灾民可能更愿意就自己的健康问题向医生询问或者治疗（Dorn et al.，2006），因此他们的心理或者躯体健康问题更可能被检测到；第二，有PTSD或者抑郁的人更可能多地受到医生的关注，在这种情况下，他们可能更多地接受体检等，新的健康问题也相对于没有精神疾患的人早被发现；第三，通过PTSD、抑郁症状与其他生物系统的联系从而减少免疫功能、改变激素水平，间接作用于认知和行为机制从而改变应对方式、增加抽烟或饮酒行为，或者提高人们对心理问题的自我感知，从而最终影响躯体健康；第四，PTSD、抑郁通过适应负荷影响躯体健康，适应负荷就是一种累积地适应压力的心理消耗，随着时间的变化，它慢慢侵蚀人的身体，从而导致疾病。

未来在此方面的研究可能要注意的：第一，需要更多的纵向研究来检查精神健康和躯体健康（躯体化症状及疾病）之间的关系，并应该尽可能地收集创伤前的健康信息；第二，检查躯体健康结果的研究应该提高方法学上的严谨性，用可靠的测量工具和临床诊断的结果；第三，更多的研究应关注并区分一些精神疾病和身体疾病共发的问题，比如在抑郁的人群中发现抑郁往往伴随疼痛；第四，很长一段时间灾后研究都更关注 PTSD，直到海湾战争之后，退役老兵的躯体化症状，特别是医疗上无法解释的症状才得以关注（Engel，2001），躯体化症状可能比精神上的症状存在更长时间，但是临床上往往只关注特定的症状，基于症状的研究还很缺乏。

五 局限性

本书从灾后精神健康、躯体健康的综合视角分析了地震灾民在创伤暴露后短期及长期状态下 PTSD、抑郁、躯体健康随着时间的变化，及不同时间点上 PTSD 与抑郁的影响因素及相互关系，此外，结合本书的分析结果与国内外相关研究的比较分析和讨论，对于理解灾后 PTSD、抑郁在群体层面的发展规律，及灾后公共健康的促进、制定有针对性的干预措施有一定的启示，但是本书在方法学、研究工具等方面还存在一些不足之处。

第一，研究工具方面，对 PTSD、抑郁的测量来自被访者的自我报告，而非诊断性工具——自我报告的结果会高估或者低估PTSD、抑郁的程度。对躯体健康的评价采用了两周患病率指标，而不是临床评价指标，一方面，自我报告的健康状况不够客观；

另一方面，两周患病率可能受季节因素的混杂。

第二，研究方法方面，本书主要采用问卷调查法收集数据。影响 PTSD 的因素是多方面、复杂的，既有生理、心理的，也有文化、社会的，单纯的定量分析方法可能会忽视一些复杂的社会心理因素，进而影响数据的质量和研究结果。今后，有必要把定量研究、质性研究及其他可以综合的研究方法结合起来，全面地考察灾后人群健康的发展情况及影响因素的作用机制。

第三，研究变量的选择方面，本书更多参考了之前国内外 PTSD、抑郁影响因素的变量设计，但由于种种原因，一些变量仍没有考察到，特别是对于灾后暴露情况的变量，今后的研究应该引入更多的暴露指标，比如是否目击他人的伤亡、是否有朋友遭受严重影响等，以便更细致地分析灾难暴露对健康的影响。另外，建立在素质模型基础上的变量设计，缺乏对压力的衡量以及灾难个体在地震中的害怕、恐惧等心理反应的测量，因此，下一步的研究可以对压力—素质模型中其他的压力指标进行分析。最后，从本书的结果来看，社会支持对灾后健康有一定的影响，今后也可以从纳入更细致的社区支持指标来分析社会支持如何影响灾后的抗逆力，从而建立综合性的干预模型。

第四，研究对象的选择方面，方便样本的存在增加了选择性偏倚的概率。①笔者仅选择了地震受影响较严重的两个城镇，得出的结论可能有一定的局限性，在今后的研究中，采用严格的随机抽样可以提高研究结果的推断力。②作为一个重复测量的横截面研究，五次数据的样本构成存在一些偏差，此外，女性、老人、低教育程度的人过多，这限制了本书结果的说服力及推广性。此外，第一次数据收集缺失了对抑郁及社会支持的测查。③缺乏对儿童群体的关注，儿童作为一个脆弱的群体，在地震灾害中受到的影响可能更长远，适当增加儿童群体的调查资料，将能够获得更为全面的研究数据和更有价值的研究成果。

第五，分析方法方面，本书受数据库的局限，采用的重复测量的横截面和纵向数据相结合的方法，追踪数据的样本较少。今后的研究，应该采用更为严格的研究设计，及更为有效的访问策略，提高追踪样本的比率。

第六，研究结果方面，本书虽然采用了持续将近四年的重复测量的横截面数据，笔者发现地区、性别、年龄、教育程度等对健康有影响，但是在长期状态下这些因素的影响减弱甚至消失，那么哪些因素影响了长期状态下的健康状态？本书并不能回答这个问题。关于 PTSD 与抑郁的关系，本书采用了交叉滞后模型分析了 PTSD 与抑郁的因果关系，但仅仅得出了一组较弱的预测关系，这也需要未来在大样本的纵向研究设计中去验证。

除此之外，社会文化因素对震后灾民健康的影响也需要进一步的讨论。研究者还需要从更宏观的风险社会及抗逆力的角度来思考灾后一系列与健康相关的问题。最后，研究者在探索影响因素及相关关系的同时，要加强干预研究，重视将理论研究的结果转化为干预的实践。

值得一提的是，这些局限性问题大多也是国内外灾后健康研究需要解决的，灾后环境的复杂性，给灾后健康研究带来诸多困难和挑战。尽管如此，本书作为汶川地震后一项接近 4 年的长期研究，仍为在中国文化背景下灾难对灾民精神健康、躯体健康的影响提供了实证依据。

第二节　研究结果的实践指导价值

本书通过对汶川震后 2 ~ 44 个月五个时间点上数据进行分析，

报告了精神健康（PTSD、抑郁）与躯体健康（两周患病率）的发展变化，发现不同时间点上灾民精神健康的患病率及影响因素存在差异，这为区别灾后健康急性期及缓解期的特点提供了依据，也为灾难弱势群体抗逆力的培养提供了反思；同时，本书对 PTSD 与抑郁的关系，以及 PTSD、抑郁及共病对躯体健康的关系进行了分析，这为区别灾后单一创伤及多元创伤的研究提供了参考；另外，书中对影响因素的发现与分析也将为灾后预防与实践的针对性与时效性提供证据。

一 区别灾后健康急性期、缓解期的特点

汶川地震后灾民的躯体健康、精神健康经历了一个从急性期到缓解期的过程。近年来，从急性障碍与慢性障碍的视角去研究创伤是灾后健康研究的一个新视角，本书描述了汶川地震后 PTSD、抑郁在不同时间点上患病率及影响因素的变化。与灾难相关的身心健康问题可能随着时间变化有不同的特点，按时间可以分为应急期与缓解期。应急期的健康问题是指，在地震发生之后几周或者几个月内，灾民的 PTSD、抑郁患病率急剧增加，较差躯体健康增多，可能出现的问题，如受伤、烧伤、骨折、裂伤，以及地震相关的挤压、肾功能衰竭等。除此之外，一些心理问题及躯体化症状将存在于一部分灾民中，不确定性、害怕、一般性的压力是灾后常见的症状，当然还包括焦虑、抑郁所带来的躯体化症状等。在这个阶段心理问题及躯体化症状相互交织，可能对于医生来说区分是心理的还是身体的不太重要，这些经常被认为是对灾难的正常反应。缓解期的健康问题是指，PTSD、抑郁的患病率随着时间而降低，但也有一部分后发性 PTSD 随着时间而增加，大多数灾民并不会有长期的躯体健康问题，只有个别发展为慢性症状或者

躯体疾病。灾难发生前的健康问题，特别是慢性病可能随着灾难带来的压力及躯体化症状而恶化。但是也有研究表明灾难前有慢性病的人与没有慢性病人相比，在躯体健康、精神健康方面不存在差别（Berg et al.，2006）。此外，与应急期的情况相比，躯体化症状可能更多以慢性特征呈现，一些与创伤相关的慢性疾病及后遗症长期影响灾民的健康和生活。

二　关注弱势群体与抗逆力

诸多研究表明，妇女、儿童、老弱病残者在灾难发生后受影响最大。几乎所有的研究都表明，女性相对于男性在灾难中更易有灾后精神健康相关症状。本书发现，灾难暴露、女性、中年人、低社会经济地位、不饮酒、社会支持低是灾后出现 PTSD、抑郁的风险因素，反之，较少的灾难暴露、男性、年轻人、较高的社会经济地位、饮酒、较高的社会支持是抗逆力的保护因素。本书的结果从抗逆力视角给灾后救助干预的启示。较少的灾难暴露对个体带来的创伤压力也较少，如果直接暴露不可避免，那么应减少间接暴露对灾民的影响，比如新闻媒体应减少对事件的渲染，以免给灾民带来恐慌。男性相比女性，本身的一些特质，如独立、忍受、乐观等使其抗压能力比较强。灾后干预应注意培养灾民的这些能力，帮助他们认识问题、解决问题，使其在灾难面前具有良好的适应力。年轻人及社会经济地位较高的人，可能具备较强认知能力，能够减少不确定性影响，确立应对灾难的信心。本书中饮酒作为一种保护因素，其一方面与当地的饮酒文化有关；另一方面，饮酒作为一种应对灾难的方式，可以帮助灾民释放一定的压力。此外，饮酒的人是否本身就有一些特质，比如乐观、人际关系较好，还有待进一步发现。但是作为一种干预方式，饮酒很难被作为一种应对灾难的方式，可鼓励"小饮怡情，大饮伤身"，重点仍须挖掘这种应对方式内在的原因。较高的社会支持在本研究及诸多研究中都被证明是抗逆力的保护因素，可见，灾后提供多层面的支持的重要性。

三　区别 PTSD、抑郁及躯体健康的关系

研究者需要进一步区分 PTSD、抑郁及其共病的关系，对单一创伤和多元创伤的研究将促进精神病学在灾难创伤领域对个体和社区影响的发展。PTSD 与抑郁之间的关系是复杂的，创伤引起的精神反应需要从专业研究及临床技术方面进行广视角、深挖掘的探究。同时，PTSD、抑郁还可能和其他精神障碍混淆，创伤压力可能引起急性应激障碍、慢性 PTSD、抑郁、焦虑、物质滥用、适应性障碍、影响医疗效果的心理因素、器质性脑综合征等。引起这些障碍的因素可能是受伤、财产损失、失业、家庭压力、社区损失（学校、医疗照料、治安）。创伤后精神症状可能短期内影响灾难幸存者，也可能影响几十年。此外，精神障碍与躯体障碍之间的关系也使得精神症状往往被躯体化或者以其他形式表达，基层医疗提供者必须能够及时筛查出这些病人，并提醒其进行必要的精神治疗，当潜在的问题是焦虑、抑郁、PTSD 或者家庭压力等时，他们必须避免进行不恰当的身体治疗。

四　灾后心理预防、救援的阶段性与针对性

在我国，灾后心理救援才刚刚起步，技术、服务都处于摸索状态。创伤事件的诱因是复杂的，针对创伤事件的预防、干预及治疗是非常重要的。当前，在国际上创伤后精神疾患的预防也是一个很少被涉及的课题，特别少见于初级医疗单元中。结合国际

上的经验，在我国，提高心理干预技术、完善心理干预机制都是非常必要的。三级干预策略为精神疾患的干预提供了很好的范式，这种策略主要包括初级干预（初发疾病的干预）、二级干预（早期治疗）、第三级预防（康复治疗）。在灾难发生前，提供社区安全及基本心理保健计划，减少一般性创伤性事件的发生频率。在灾难发生之后，提供有效、有针对性、长久的心理干预计划可以一定程度上减少创伤造成的长期影响。对于需要医疗救助的严重病例，建立个人档案，提供医疗服务及救助，并通过家庭参与等方式，防止创伤通过被伤害者向家人的间接影响。识别高危人群、通过干预减少二次暴露、建立有保障的恢复环境是必要的。提供休息、睡眠、食物、水、安全是在创伤事件后为受难者精神健康进行的第一级干预。救灾工作者应该告知创伤影响者可能存在的压力，帮助他们发展控制意识，教育他们保持睡眠周期的重要性，并尽量减少暴露。任务报告是二级干预的主要内容，它首先进一步巩固一级干预的效果，包括灾后重建及对病人认知的修复。为了识别创伤的效果，精神治疗师必须理解这种多元的创伤，同样，研究者需要发现和检查没有混杂其他创伤压力的单一暴露，对多元暴露的研究可以帮助精神治疗师更深地了解创伤压力的复杂性。康复治疗阶段，社区基层卫生工作者应该提供相应的咨询服务，并有能力向高一级的卫生机构进行转诊治疗。

第三节　灾后精神健康研究展望：机遇与挑战

未来灾后精神健康的研究是机遇与挑战并存。精神健康研究涉及领域广，从生物医学到人口健康，从转化研究到临床照料。未来的灾后精神健康研究需要更广阔的视野与综合性的方法，特别是注重学科间的交叉合作。

一　研究计划

本书的调查研究开始于汶川地震后 2 个月，当时余震时有发生，给研究计划的制订、团队的建立、调研员招募及数据收集带来很大困难，此外欠缺经验及文献资料积累，使得抑郁及社会支持的测量在第一次数据收集中没有被纳入。在基线调研中，没有足够多的时间去进行变量的设计，使得对暴露的测量非常粗略，这影响了研究的质量。

灾后环境的复杂性对灾害精神健康研究提出诸多挑战。而研究计划的制订依赖于对灾害知识和情境的掌握，灾后环境的不确定性增加，缺乏相应的数据来提供这种变化，没有这些信息，研究者很难形成一个精确的研究计划，比如，抽样计划、联系到目前人群和获取数据的策略。在实际调研过程中，基线样本不够随机，而后续的调研由于受到灾害重建影响，一部分样本人群很难联系到，偏离了纵向追踪的研究设计。灾后研究计划及团队的组织面临很大挑战，灾后新的情况时有发生，但研究者很难及时地将这些问题纳入进去，针对特定灾害的研究团队可能需要很长时间才能建立，本地研究者与外来研究者也需要相当长的时间去建立良好的交流和合作。五次重复测量的横截面数据，在后期的研究中并没有考虑灾后新的情况，因此研究可能会遗漏灾后生计及社会关系变化对灾民精神健康及躯体健康的影响。研究者与当地社区的联系受到的约束包括：一般的研究可以有大量的时间和当地社区建立联系，去了解当地居民的信息及找到进入目标群体的途径，但灾害研究很少有这样的机会。笔者在进入社区前也一度被当地村干部不理解，后来通过行政部门的协调才得以顺利进入，所以灾难后如何协调政府、社区、村民的关系，是获得数据的关键。此外，项目资金及伦理委员会审核，这些可能需要很长时间才能获得通过，这成为迅速开展灾害研究的障碍。

二 数据收集

汶川地震之后，受灾居民被安置在临时板房中，原有的村落被打乱，这给抽样带来很大困难，这也使得本研究纳入了部分方便样本，今后应该采取更为严格的抽样设计。

灾后环境给确定人群、找到参与者带来的挑战：哪些是目标人群？这些人群之前是否遭受了哪些灾害？等等。只有充分考虑了这些信息才能使样本更具有代表性。在确定了目标人群之后，由于灾害造成大量人员流动与重新安置，可能有一些样本笔者很难联系到。入户访谈、电话访谈或者基于网络的调查各有优缺点，应选择合适的方式去找到目标样本。在本研究后续的调研中，更多的老年人被纳入研究，这是因为相对年轻人来说，老年人更容易被访问到。灾难研究可以选择多种方式相结合的办法来进行数据的收集，比如老年人的数据可以采取入户访谈的形式，而年轻人的数据可以采用电话访谈或问卷邮寄的方法，来提高样本的回访率。在数据收集过程中，有一些拒访样本，研究者应该认真分析拒访原因，以免遗漏重要信息，比如拒访是否来自对灾难事件的回避。笔者访问的是 16 岁以上人群，但是创伤对儿童的影响也是深远的。儿童期的创伤心理会影响其成人后的心理健康状况，对受灾群体中的儿童进行长期追踪研究，可以从生命历程的角度去了解灾难对 PTSD 及其他精神健康的影响。

三 研究设计

灾后人员流动性增加，使得纵向研究很难追踪到个人。尽管本书采用了部分纵向数据对 PTSD 与抑郁相关进行了因果关系的探索，但是由于研究的局限，并不能做出因果判断，在结论的推广性方面也十分有限。此外，变量设计上，未来应纳入更多的创伤前信息。

目前国内外灾害研究仅包含灾难发生之后的相关数据，而仅仅依赖灾后的数据很难得出因果判断，也无法对灾前灾后的改变做出解释。虽然一些研究试图来弥补这一缺陷，比如询问更多之前的创伤史等，但这些同样面临很大的回忆性偏倚，有一些研究将没有受到影响的人群作为控制变量，但是在病例对照时有很多无法测量的混杂因素。研究设计上，大多数研究采用的横截面数据，很难回答关于疾病的负担、长期变化等问题。纵向研究设计虽然克服了横截面设计的一些问题，但由于需要较多的研究经费和资源支持，目前还相当缺乏。另外，纵向设计追踪相对困难、缺失率太高这些问题都需要新的方法去解决。此外，病例对照研究及实验研究很少用于灾后研究中。

未来的灾害精神健康研究需要更多的纵向研究，来提供数据去分析灾难对个体及社会发展影响的轨迹。这些经验所带来的挑战可能会促进个体的发展及社区的复兴，可能是应对灾难的抗逆力的形成，也可能对改变生存机会产生更多的负向效果，也可能是对社会发展的潜在机遇。因此，从个体到社会层面研究这种灾难随着时间而产生的变化非常重要，特别是对那些处在生理、心理及社会心理发展脆弱期的儿童和青少年或快速城市化、社会文化变迁下的弱势群体（移民、难民）。目前国内外涉及 PTSD 领域的大量研究，由于研究经费、研究设计等的限制，大部分采用的是横截面研究，缺少创伤前变量的测量，很难区分因果关系。那些区分 PTSD 个体的异常症状是否在创伤前已经存在？还是仅仅出现在创伤之后？它们是否是预测 PTSD 的危险因素？是否直接或者间接地预测了 PTSD? 这些问题都有待未来进一步去分析和研究。由于创伤压力的离散性及可观察性，PTSD 也是通过纵向研究设计进行研究的理想对象。未来的研究不仅仅要关注处于危险的群体（可以预测的职业伤害，如军队、警察、急救人员），也要基于目前的数据、理论去关注那些具有 PTSD 危险因素（之前的暴露、家庭病史、认知神经缺陷、社会心理脆弱、个体因素）的人群。

四　测量工具

研究采用 PTSD、抑郁的自评量表，可能出现一些假阳性率、假阴性率，对灾难暴露的测量仅仅通过地区这个变量也不够全面，未来应该采取更为客观的临床诊断工具及更为全面的直接暴露、间接暴露指标。

测量工具方面，对暴露的测量是灾难研究的核心问题，但是灾难具有多样性及差异性。暴露的测量应充分考虑暴露的类型及灾难的特征，同时，对间接暴露（比如通过电视、媒体）的测量也非常重要。协变量的估计方面，不同的灾难，需要测量的协变量也不同，使研究的结果也有很大差异。健康的测量方面，灾害对精神健康影响的测量要更广泛，不仅包括 PTSD、抑郁，也要包括其他常见的精神障碍及共病问题，躯体健康方面可以获得一些生理方面的数据。创伤压力的组成很少被提及及测量，生活固有的威胁、与之相关的现象反应、悲伤的不同过程也没有得到充分的研究。尽管如 Norris 指出的，破坏性意图与较差的精神结果明显相关，但是目前，不管社会心理方面还是生物方面，仍没有系统性地尝试去测量这些压力组成、去确定这些使事情更加糟糕的路径（Beverley & Paul, 2009）。尽管有大量数据关注复杂的负向影响、多元压力或者压倒抗逆力的不断增加的创伤事件的引爆点，但关于灾难暴露的框架还没被确定。因此，灾后精神健康研究必须促进对压力暴露的测量，包括生活威胁、失去、伤害意图、不确定性、不可控性、恐惧及健康威胁等。此外，研究者还要注意到本研究使用的测量工具来自 DSM-4 的标准，目前新的精神障碍评价标准已经发生了一些变化，后续的研究中怎么开发适合我国文化并且符合新的诊断标准的测量工具对创伤健康研究是非常重要的。

五 影响因素

本书通过对灾民社会人口学、健康习惯及社会支持的分析，发现灾后 PTSD、抑郁既受共同因素影响，也受不同因素影响，但是在灾后长期，这些因素的影响逐渐减弱。创伤对一个人的影响可能是消极的，但也可能是积极的。消极方面表现在，个体对创伤后相关线索的消极认知，会使个体的认知聚焦于负面感受及其事件带来的消极结果，并沉溺于对所烦恼事件及其消极结果的思考，而不采用问题解决的策略来应对所面对的问题，从而会导致其产生消极的心理反应。积极方面表现在，个体会对创伤后的线索进行积极、主动的反复思考，有助于个体重建对创伤事件的理解和意义，促进创伤后个体的积极变化（伍新春等，2015）。未来需要进一步分析那些影响灾后长期精神健康及躯体健康的因素，并从抗逆力的角度去分析和发展个体及社区应对灾难的能力。

目前很难再提高研究者对 PTSD 危险因素的认识，研究者必须认识到大多数暴露在创伤中的人没有产生 PTSD。尽管笔者将研究限制在了地震影响最严重的群体，仍然可以清晰地看出大部分人不管在短期还是长期均没有表现出 PTSD 症状。Yehuda 等人认为，发展成为 PTSD 和没有发展成为 PTSD 的人有一些基本的不同（Yehuda & McFarlane, 1995）。那么这些不同是否源于基因、认知、社

七　灾后救助及卫生政策

灾后心理救助的目的是帮助灾民稳定情绪，尽力阻止灾后负面情绪的蔓延；缓解灾难相关的心理症状，给予个体及群体以支持；重建个体的心理和社会功能。国际上，美国、日本等在灾难之后的应急救助经验都是较为丰富的，"9·11"事件后纽约州精神健康协会实施了一系列的救助措施（见表7-1），可供我国借鉴。灾后医疗救助工作应实行动态管理，根据灾难不同时点的特点做出调整，在保证公共财政对医疗救助制度的支持的基础上，加强医疗救助与城乡基本医疗保障体系的衔接（鲲鹏，2010）。一是保障基本医疗服务需求，根据救助对象的需求，将住院救助与门诊救助相结合，满足不同层次的需求。二是建立专项救助基金，并吸收社会资金的注入。通过基金会、社会力量对受灾群众进行帮扶。三是分类别，有重点的救助。对于"五保户"、特别困难群众及重症伤残人员，应取消住院及门诊治疗起付线；对于慢性病人、需要长期维持性及康复治疗的病人，给予一定的门诊定额救助。四是救助的内容不仅包括躯体疾病，也包括精神健康的救助。目前在我国的保险体系及医疗救助体系中，对灾难精神健康的救助是缺少的，灾难医疗救助应将灾难相关的精神疾病纳入医疗报销范围之内。

表7-1　恐怖袭击之后美国纽约州精神健康协会的应对

事前阶段
建立与公共健康部门、社区利益相关者、私人与公共医疗服务提供者、学校部门的合作。
识别来自目标社区的各种信息。
进行基线健康测评。
与公共健康部门合作，制定应急预警方案。

培训精神健康专业工作者和辅助工作者实行一系列合适的干预项目，如心理救援、分类、扩大服务和教育。

培训服务提供者，如公共健康护理人员，学校健康专业工作者，社区支持工作人员。

在公共健康和紧急救援管理响应的指导下培训、训练相应的计划。

准备公共教育和风险沟通的案例。

响应阶段

咨询风险沟通的发展。

满足目标群体安全的需要。

在受影响的地区实行心理救援。

对环境进行监控并对一些发现进行及时的响应。

根据事件对教育信息进行合适的分类。

对紧急响应的管理者提供技术方面的帮助、咨询和培训。

恢复阶段

对影响的社区进行监控和需求评估。

监控特殊人群的紧急需要。

进行实证干预项目来支持自然复原、培养抗逆力、治疗紧急压力。

培训和加强社会支持网络能力。

促进资源的恢复。

计划处理创伤相关事宜。

资料来源：http://emergency.cdc.gov/mentalhealth/states.asp。

八　分析方法

分析方法方面。如果已经收集到的数据缺乏代表性，应该适当采用加权、填补缺失值等方法使数据尽可能地代表所要研究的群体。针对横截面数据难以确定因变量、自变量的问题，可以尝试 Alternate Approaches 考虑变量之间的关系，纵向数据可以考虑 Imputation Procedures 来控制潜在的偏倚，也可以用潜变量模型来分析健康随时间变化的轨迹。测量方面，针对混杂因素的问题，可以采用 Unidirectional Models，而具体的路径过程则可以通过结构方程模型来解决。当对灾难的暴露变得非常复杂的时候，可以减少具体的分类或者采用累积计算的方法。

九　其他

此领域的机会还有以下一些方面。新统计方法的引入用来处理大型数据及追踪数据缺失等问题，创新性地将不同或者相同的领域进行联接，运用新型科技来支持研究。这样的选择可以是分子或者纳米级别的，也可以是基于人群的，也可以是全球视角的。城市化的发展、超大城市的崛起、过于依赖型的大宗运输业可能意味着来自灾害或者恐怖袭击的更大的毁坏性。通信及信息科技的解放意味着精神健康管理在这样的系统中面临着扩大交流的风险及其他风险。在这种情况下，集合性的创伤将成为一个重要的主题。未来对复杂多元压力的研究及全球变暖等带来的严重自然灾害将成为研究的重中之重。当然，对这些灾害的经济花费及"收益"是另外一个课题。集合不同形式的研究，质性、量化、追踪、相关领域、家庭、生命周期、社会、工作组等，或者其中的两种或多种从问题的多方面、多层次发掘都是必要的。风险科学也越来越相关，包括实际或者感知到的风险。对灾害中的精神健康研究也应融入风险研究，吸收生物、心理、社会的专业知识，探索沟通策略对风险的有效性。

第四节　研究结论

创伤心理的恢复是一个漫长过程，在应激期和缓解期需要不同的干预内容和干预计划。以往研究受经费、研究设计的限制，多关注灾难的短期影响。作为一个五次重复测量的横截面研究，笔者通过时间轴和任务轴两个方向去探究灾后 PTSD、抑郁及躯体健康随着时间的变化趋势，以及在不同时间点上的关键影响因素，这直接为灾难心理创伤的预防、干预提供了时点和内容。笔者对汶川地震后 PTSD、抑郁影响因素的一致性与独特性进行了分析，又进一步通过交叉滞后检验，对 PTSD、抑郁的因果关系进行了验证，这为以往研究关于两者关系的争论进一步提供了实证依据。笔者相比以往研究仅仅关注震后一种精神障碍（PTSD 或者抑郁）或者仅仅关注灾后对躯体健康影响的研究，更加全面地从震后身心健康的视角对汶川地震后短期、长期状态下灾民健康的发展变化进行了探究。此外，笔者得出了一些初步的结论。

第一，地震后灾民的 PTSD 患病率随着时间变化而降低，PTSD 患病率在不同地区、性别、年龄、婚姻状况、教育程度的人群中存在差异。灾民的 PTSD 患病率，震后 2 个月为 58.2%，震后 8～26 个月分别为 22.1%、19.8% 和 19.0%，震后 44 个月降低到 8%。

第二，震后灾民的 PTSD 与地区、性别、年龄、婚姻状况、饮酒、教育程度、社会支持相关，广济镇居民、女性、35～55 岁、已婚、小学及以下教育程度是 PTSD 的危险因素，饮酒、高社会支持是 PTSD 的保护因素。

第三，震后灾民的抑郁患病率随着时间变化而降低，抑郁患病率在不同地区、性别、年龄段、教育程度、收入水平的人群中存在差异。汶川地震 8 个月后，在受灾居民中，抑郁的患病率高达 31.3%，在震后 14 个和 26 个月分别为 28.8%、30.9%，震后 44 个月降低到 12.8%。

第四，震后灾民的抑郁与地区、年龄、婚姻状况、教育程度、抽烟、饮酒、社会支持相关，广济镇灾民、55 岁以上、已婚、小学及以下教育程度是抑郁的危险因素，抽烟、饮酒、高社会支持是抑郁的保护因素。

第五，PTSD 与抑郁相关，两者既受共同因素，也受不同因素影响。地区对单纯 PTSD、单纯抑郁均有影响，教育程度仅对单纯 PTSD 有影响，性别仅对共病及单纯 PTSD 影响，年龄、社会支持仅对单纯抑郁及共病有影响，收入、婚姻状况、抽烟、饮酒仅对共病有影响。通过对纵向数据的进一步分析发现，震后 14 个月的 PTSD 预测了震后 26 个月的抑郁。

第六，PTSD、抑郁及其共病与躯体健康相关。除了震后 26 个月，PTSD 与两周患病率在其他时间点上均显著相关。在所有时间点上，抑郁与两周患病率均显著相关。震后 8 个、26 个和 44 个月单纯抑郁对两周患病率的影响要大于单纯 PTSD 对两周患病率的影响。

总的来说，汶川地震对灾民精神健康及躯体健康的影响是长远的，震后 44 个月 PTSD 与抑郁的患病率仍然较高。PTSD 与抑郁存在相关关系，PTSD 可以预测抑郁的发生，灾后研究应该关注两者的相关性及在长期状态下两者之间转化的可能。精神健康（PTSD、抑郁）进一步对躯体健康产生影响，单纯抑郁对躯体健康的影响要大于单纯 PTSD 的影响，灾后卫生工作者需要及时地筛查出震后灾民中的精神健康问题，避免对其进行不必要的身体治疗。

参考文献

陈福国、李勋，2006，《医生抑郁的社会心理因素研究》，《中国行为医学科学》第 12 期。

陈秀梅，2006，《初中生抑郁情绪及其相关因素研究》，硕士学位论文，河北师范大学。

丁宇、肖凌、郭文斌、黄敏儿，2005，《社会支持在生活事件——心理健康关系中的作用模型研究》，《中国健康心理学杂志》第 3 期。

格桑泽仁、刘力克、韩明、苏丹婷，2003，《卫校学生抑郁状况与 SCL-90 评定的调查》，《现代预防医学》第 6 期。

韩梅、贾存显，2012，《农村不同人群 CES-D 抑郁量表信度及效度评价》，《中国公共卫生》第 10 期。

鲲鹏，2010，《地震灾后医疗救助评估与政策研究——以"汶川地震"为例》，博士学位论文，华中科技大学。

李海峰、况伟宏、韩布新，2010，《成都、德阳地区地震 8 个月后老年人抑郁状况及其相关因素》，《中国心理卫生杂志》第 2 期。

李海红，2011，《精神分析理论视角下抑郁症的研究》，《现代企业教育》第 16 期。

李婷、朱婉儿、姜乾金，2005，《心理应激的生物学机制研究进展》，《中国行为医学科学》第 9 期。

李永祥，2010，《灾害的人类学研究述评》，《民族研究》第
3期。

栗克清、崔泽、崔利军、江琴普、武浩然、张武文、黄敬、
靳建勋、王学义、徐建国、陶钧、张彦平、张本、张玉夫、侯海
山、耿建萍、赵恩义、石光，2007，《河北省精神障碍的现况调
查》，《中华精神科杂志》第1期。

廖晓明、李小溪、宋远斌、黄泳，2009，《创伤后应激障碍
（PTSD）与汶川地震后心理救援》，《中国现代医生》第8期。

林霞玉，2009，《大学生抑郁干预策略的相关研究综述》，《内
蒙古民族大学学报》第6期。

刘小溶，2011，《初一学生抑郁情绪的影响因素的个案研究》，
硕士学位论文，内蒙古师范大学。

刘玉兰，2011，《西方抗逆力理论：转型、演进、争辩和发
展》，《国外社会科学》第6期。

刘正奎、吴坎坎、王力，2011，《我国灾害心理与行为研究》，
《心理科学进展》第8期。

孟昭兰，1989，《人类情绪》，上海人民出版社。

石其昌、章健民、徐方忠、费立鹏、许毅、傅永利、顾卫、
周夏江、王淑敏、张滢、俞敏，2005，《浙江省15岁及以上人群
精神疾病流行病学调查》，《中华预防医学杂志》第4期。

王一牛、罗跃嘉，2003，《突发公共卫生事件下心境障碍的特
点与应对》，《心理科学进展》第4期。

韦波、陈强、冯启明、潘润德、陈秋明、黄车光、唐峥华、
唐海宁、苏莉、陈娜萦、陈发钦、黎火佳，2010，《广西壮族自治
区城乡居民精神疾病流行病学调查》，《广西医科大学学报》第
6期。

魏玉兵、王瑞明、苏洁、莫雷、游永恒，2011，《创伤后应激障碍测查量表在震后中学生中的应用》，《内蒙古师范大学学报》（教育科学版）第 4 期。

伍新春、周宵、林崇德、陈杰灵，2015，《青少年创伤后心理反应的影响机制及其干预研究》，《心理发展与教育》第 1 期。

席淑华、卢根娣、马静、陆蕾、邵小平、万昌丽，2008，《心理干预对地震伤员焦虑抑郁状态的影响》，《中华护理杂志》第 12 期。

肖至兰、文进、赵鸿、谭秋雯、吕潇、闫芳冰，2011，《地震后人群健康问题相关研究的文献计量学分析》，《中国循证医学杂志》第 5 期。

杨青，2004，《抑郁症的认知理论阐释及其干预》，《深圳大学学报》（人文社会科学版）第 5 期。

姚岚、龚勋、乐虹、鲲鹏、王峥、张文斌，2011，《国外灾后医疗救助体制的特点与启示》，《中华医院管理杂志》第 3 期。

曾会珍、金一波，2008，《抑郁理论及抑郁认知特点的研究现状》，《心理研究》第 5 期。

张宝山、李娟，2011，《简版流调中心抑郁量表在全国成年人群中的信效度》，《中国心理卫生杂志》第 7 期。

张本、张凤阁、王丽萍、于振剑、王长奇、王思臣、郭印川、徐广明、岳玲梅、苗丽玲、马文有、姜涛、张朝新、王馨、牛俊红，2008，《30 年后唐山地震所致孤儿创伤后应激障碍现患率调查》，《中国心理卫生杂志》第 6 期。

张敬悬、卢传华、唐济生、邱慧敏、刘兰芬、王松波、王爱祯、张天亮、费立鹏、李献云、张韶东、江永华、赵长英、胡伯文、曹学义、张艳、高春霓，2010，《山东省 18 岁及以上人群精神障碍流行病学调查》,《中国心理卫生杂志》第 3 期。

张铭、邱双发、成威、方臻飞、刘镇江、周胜华,2006,《ZUNG 抑郁量表在冠心病诊断中的作用》,《现代生物医学进展》第 4 期。

中国统计信息网,2010 年 3 月 16 日,《德阳市绵竹市 2008 年国民经济和社会发展统计公报》,http://www.tjcn.org/tjgb/201003/9303_3.html,最后访问时间:2015 年 10 月 12 日。

中国新闻网,2008 年 9 月 4 日,《汶川地震造成直接经济损失8451 元 四川最严重》,http://www.chinanew.com/kj/kong/news/2008/09 - 04/1370942.shtonl,最后访问时间:2016 年 4 月 7 日。

中国新闻网,2012 年 1 月 10 日,《四川省长:汶川地震灾后重建完成》,http://www.chinanews.com/gn/2012/01 - 10/3593415.shtml,最后访问时间:2015 年 10 月 12 日。

中华人民共和国国务院新闻办公室,2008,《2008 年 5 月 12 日汶川大地震》,http://www.scio.gov.cn/zhzc/6/2/Document/1003461/1003461.htm,最后访问时间:2015 年 10 月 14 日。

朱华桂,2012,《论风险社会中的社区抗逆力问题》,《南京大学学报》(哲学人文科学社会科学版)第 5 期。

Abramson L. Y. , Metalsky G. I. , Alloy L. B. 1989. "Hopelessness Depression: A Theory-based Subtype of Depression. " *Psychological Review* 96: 358 - 372.

Agronick G. , Stueve A. , Vargo S. , O'Donnell L. 2007. "New York City Young Adults' Psychological Reactions to 9/11: Findings from the Reach for Health Longitudinal Study. " *American Journal of Community Psychology* 39: 79 - 90.

Altindag A. , Ozen S. , Sir A. 2005. "One-year Follow-up Study of Posttraumatic Stress Disorder among Earthquake Survivors in Turkey." *Comprehensive Psychiatry* 46: 328 – 333.

American Psychiatric Association (APA). 1980. *Diagnostic and Statistical Manual of Mental Disorders.* Washington, D. C. : American PsyChiatric Association.

American Psychiatric Association (APA). 1994. *Diagnostic and Statistical Manual of Mental Disorders.* Washington, D. C. : American PsyChiatric Association.

American Psychiatric Association (APA). 2000. *Diagnostic and Statistical Manual of Mental Disorders.* Washington, D. C. : American PsyChiatric Association.

Andrade L. , Caraveo-Anduaga J. J. , Berglund P. , Bijl R. V. , De Graaf R. , Vollebergh W. , Dragomirecka E. , Kohn R. , Keller M. , Kessler R. C. *et al.* 2003. "The Epidemiology of Major Depressive Episodes: Results from the International Consortium of Psychiatric Epidemiology (ICPE) Surveys." *International Journal of Methods in Psychiatric Research* 12: 3 – 21.

Armenian HK, Morikawa M, Melkonian A. K. , Hovanesian A. P. , Akiskal K. , Akiskal H. S. 2002. "Risk Factors for Depression in the Survivors of the 1988 Earthquake in Armenia." *Journal of Urban Health* 79: 373 – 382.

Armenian H. K. , Morikawa M. , Melkonian A. K. , Hovanesian A. P. , Haroutunian N. , Saigh P. A. , Akiskal K. , Akiskal H. S. 2000. "Loss as a Determinant of PTSD in a Cohort of Adult Survivors of the 1988 Earthquake in Armenia: Implications for Policy." *Acta Psychiatrica Scandinavica* 102: 58 – 64.

Asay T. R. , Lambert M. J. 1999. "The Empirical Case for the Common Factors in Therapy: Quantitative Findings. " In *the Heart and Soul of Change*: *What Works in Therapy*, edited by Hubble M. A. , Duncan B. L. , and Miller S. D. , pp. 23 – 55. Washington, DC: American Psychiatric Association.

Aversa L. H. , Stoddard J. A. , Doran N. M. , Au S. , Chow B. , McFall M. , Saxon A. , Baker D. G. 2012. "PTSD and Depression As Predictors of Physical Health-related Quality of Life in Tobacco-dependent Veterans. " *Journal of Psychosomatic Research* 73: 185 – 190.

Baldwin S. A. , Wampold B. E. , Imel Z. E. 2007. "Untangling the Alliance-outcome Correlation: Exploring the Relative Importance of Therapist and Patient Variability in the Alliance. " *Journal of Consulting and Clinical Psychology* 75: 842 – 852.

Bartels S. A. , VanRooyen M. J. 2012. "Medical Complications Associated with Earthquakes. " *The Lancet* 379: 748 – 757.

Basoglu M. , Kilic C. , Salcioglu E. , Livanou M. 2004. "Prevalence of Posttraumatic Stress Disorder and Comorbid Depression in Earthquake Survivors in Turkey: An Epidemiological Study. " *Journal of traumatic stress* 17: 133 – 141.

Beals J. , Manson S. M. , Shore J. H. , Friedman M. , Ashcraft M. , Fairbank J. A. , Schlenger W. E. 2002. "The Prevalence of Posttraumatic Stress Disorder Among American Indian Vietnam Veterans: Disparities and Context. " *Journal of Traumatic Stress* 15: 89 – 97.

Beckham J. C. , Moore S. D. , Feldman M. E. , Hertzberg M. A. , Kirby A. C. , Fairbank J. A. 1998. "Health Status, Somatization, and Severity of Posttraumatic Stress Disorder in Vietnam Combat Veterans with Posttraumatic Stress Disorder. " *The American Journal of Psychiatry* 155: 1565 – 1569.

Berg Bvd, Velden PGvd, Yzermans C. J, Stellato R. K. , Grievink L. 2006. "Health-related Quality of Life and Mental Health Problems after a Disaster: Are Chronically Ⅲ Survivors More Vulnerable to Health Problems?" *Quality of Life Research* 15: 1571 – 1576.

Beverley R. , Paul M. 2009. "Disaster Mental Health Research: Past, Present and Future. " in *Mental Health and Disasters*, edited by Yuval N. , Sandro G. , and Fran H. N. , pp. 20 – 22. New York: Cambridge University Press.

Bisson J. I. , Tavakoly B. , Witteveen A. B. , Ajdukovic D. , Jehel L. , Johansen V. J. , Nordanger D. , Orengo Garcia F. , Punamaki R. L. , Schnyder U. et al. 2010. "TENTS Guidelines: Development of Post-disaster Psychosocial Care Guidelines through A Delphi Process. " *The British Journal of Psychiatry* : *the Journal of Mental Science* 196 : 69 – 74.

Bland S. H. , O'Leary E. S. , Farinaro E. , Jossa F. , Trevisan M. 1996. "Long-term Psychological Effects of Natural Disasters. " *Psychosomatic Medicine* 58: 18 – 24.

Bland S. H. , Valoroso L. , Stranges S. , Strazzullo P. , Farinaro E. , Trevisan M. 2005. "Long-term Follow-up of Psychological Distress Following Earthquake Experiences among Working Italian Males: A Cross-Sectional Analysis. " *The Journal of Nervous and Mental Disease* 193: 420 – 423.

Blank A. 1993. "The Longitudinal Course of Post-traumatic Stress Disorder. " In *Post-traumatic Stress Disorder: DSM-IV-TR*, edited by

Davidson E. B. , Foa E. B. , and Beyond, p. 3. Washington, D. C. : A-merican Psychiatric Press.

Bleich A. , Koslowsky M. , Dolev A. , Lerer B. 1997. "Post-trau-matic Stress Disorder and Depression: An Analysis of Comorbidity. " *The British Journal of Psychiatry* 170: 479 – 482.

Bolton D. , and Hill J. 1996. *Mind, Meaning, and Mental Disor-der.* Oxford: Oxford University Press.

Bonanno G. A. , Galea S. , Bucciarelli A. , Vlahov D. 2007. "What Predicts Psychological Resilience after Disaster? The Role of De-mographics, Resources, and Life Stress. " *Journal of Consulting and Clinical Psychology* 75: 671 – 682.

Bonanno G. A. , Gupta S. , Bonanno G. A. , Gupta S. 2009. "Re-silience after Disaster Mental Health and Disasters. " In *Mental Health and Disasters*, edited by Yuval N. , Sandro G. , and Fran H. N. , pp. 145 – 161. New York: Cambridge University Press.

Bonanno G. A. , Westphal M. , Mancini A. D. 2011. "Resilience to Loss and Potential Trauma. " *Annual Review of Clinical Psychology* 7: 511 – 535.

Bonanno G. A. 2004. "Loss, Trauma, and Human Resilience: Have We Underestimated the Human Capacity to Thrive after Extremely Aversive Events?" *American Psychologist* 59: 20 – 28.

Boscarino J. A. , Chang J. 1999. "Electrocardiogram Abnormali-ties among Men with Stress-related Psychiatric Disorders: Implications for Coronary Heart Disease and Clinical Research. " *Annals of Behav-ioral Medicine: a Publication of the Society of Behavioral Medicine* 21: 227 – 234.

Boscarino J. A. 2004. "Posttraumatic Stress Disorder and Physical Illness: Results from Clinical and Epidemiologic Studies. " *Annals of the New York Academy of Sciences* 1032: 141 – 153.

Boscarino J. A. 2006. "Posttraumatic Stress Disorder and Mortality among U. S. Army Veterans 30 years after Military Service. " *Annals of Epidemiology* 16: 248 – 256.

Breslau N. , Chase G. A. , Anthony J. C. 2002. "The Uniqueness of the DSM Definition of Post-traumatic Stress Disorder: Implications for Research. " *Psychological Medicine* 32: 573 – 576.

Breslau N. , Davis G. C. , Andreski P. , Peterson E. 1991. "Traumatic Events and Posttraumatic Stress Disorder in An Urban Population of Young Adults. " *Archives of General Psychiatry* 48: 216 – 222.

Breslau N. , Davis G. C. , Peterson E. L. , Schultz L. R. 2000. "A Second Look at Comorbidity in Victims of Trauma: the Posttraumatic Stress Disorder-major Depression Connection. " *Biological psychiatry* 48: 902 – 909.

Breslau N. , Kessler R. C. , Chilcoat H. D. , Schultz L. R. , Davis G. C. , Andreski P. 1998. "Trauma and Posttraumatic Stress Disorder in the Community: the 1996 Detroit Area Survey of Trauma. " *Archives of General Psychiatry* 55: 626 – 632.

Breslau N. 2001. "The Epidemiology of Posttraumatic Stress Disorder: What Is the Extent of the Problem?" *The Journal of Clinical Psychiatry* 62: 16 – 22.

Brewin C. R. , Andrews B. , Valentine J. D. 2000. "Meta-analysis of Risk Factors for Posttraumatic Stress Disorder in Trauma-exposed Adults. " *Journal of Consulting and Clinical Psychology* 68: 748 – 766.

Brewin C. R. , Dalgleish T. , Joseph S. 1996. "A Dual Represen-tation Theory of Posttraumatic Stress Disorder. " *Psychological Review* 103 : 670 – 686.

Brewin C. R. 2005. "Systematic Review of Screening Instruments for Adults at Risk of PTSD. " *Journal of Traumatic Stress* 18 : 53 – 62.

Bromet E. , Andrade L. H. , Hwang I. , Sampson N. A. , Alonso J. , de Girolamo G. , de Graaf R. , Demyttenaere K. , Hu C. , Iwata N. et al. 2011. "Cross-national Epidemiology of DSM-IV Major Depressive Episode. " *BMC Medicine* 9 : 90.

Bryant R. A. 2003. "Early Predictors of Posttraumatic Stress Disor-der. " *Biological psychiatry* 53 : 789 – 795.

Burnett K. , Ironson G. , Benight C. , Wynings C. , Greenwood D. , Carver C. , Cruess D. , Baum A. , Schneiderman N. 1997. "Measurement of Perceived Disruption During Rebuilding Following Hurricane Andrew. " *Journal of Traumatic Stress* 10 : 673 – 681.

Bush N. E. , Bosmajian C. P. , Fairall J. M. , McCann R. A. , Ciulla R. P. 2011. "After Deploymentorg : A Web-based Multimedia Wellness Resource for the Postdeployment Military Community. " *Profes-sional Psychology : Research and Practice* 42 : 455 – 462.

Cao H. , McFarlane A. C. , Klimidis S. 2003. "Prevalence of Psy-chiatric Disorder Following the 1988 Yun Nan (China) Earthquake – the First 5-month Period. " *Soc Psychiatry Psychiatr Epidemiol* 38 : 204 – 212.

Carballo M. , Heal B. , Hernandez M. 2005. "Psychosocial Aspects of the Tsunami. " *Journal of the Royal Society of Medicine* 98 : 396 – 399.

Carr V. J. , Lewin T. J. , Webster R. A. , Kenardy J. A. , Hazell P. L. , Carter G. L. 1997. "Psychosocial Sequelae of the 1989 Newcastle Earthquake: II. Exposure and Morbidity Profiles During the First 2 Years Post-disaster. " *Psychological Medicine* 27: 167 – 178.

Cascardi M. O. D, Schlee K. 1999. "Co-occurrence and Correlates of Posttraumatic Stress Disorder and Major Depression in Physically Abused Women. " *Journal of Family Violence* 14: 227 – 249.

Chan C. L. , Wang C. W. , Ho A. H. , Qu Z. Y. , Wang X. Y. , Ran M. S. , Mao W. J. , Lu B. Q. , Zhang B. Q. , Zhang X. L. 2012. "Symptoms of Posttraumatic Stress Disorder and Depression among Bereaved and Non-bereaved Survivors Following the 2008 Sichuan Earthquake. " *Journal of Anxiety Disorders* 26: 673 – 679.

Chan C. L. , Wang C. W. , Qu Z. , Lu B. Q. , Ran M. S. , Ho A. H. , Yuan Y. , Zhang B. Q. , Wang X. , Zhang X. 2011. "Posttraumatic Stress Disorder Symptoms among Adult Survivors of the 2008 Sichuan Earthquake in China. " *Journal of Traumatic Stress* 24: 295 – 302.

Chen C. H. , Tan H. K. , Liao L. R. , Chen H. H. , Chan C. C. , Cheng J. J. , Chen C. Y. , Wang T. N. , Lu M. L. 2007. "Long-term Psychological Outcome of 1999 Taiwan Earthquake Survivors: A Survey of A High-risk Sample with Property Damage. " *Comprehensive Psychiatry* 48: 269 – 275.

Cheng S. T. , Chan A. C. 2005. "The Center for Epidemiologic Studies Depression Scale in Older Chinese: Thresholds for Long and Short Forms. " *International Journal of Geriatric Psychiatry* 20: 465 – 470.

Chiu Y. H. , Silman A. J. , Macfarlane G. J. , Ray D. , Gupta A. , Dickens C. , Morriss R. , McBeth J. 2005. "Poor Sleep and Depression are Independently Associated with a Reduced Pain Threshold: Results of a Population Based Study. " *Pain* 115: 316 – 321.

Chou F. H. , Chou P. , Su T. T. , Ou-Yang W. C. , Chien I. C. , Lu M. K. , Huang M. W. 2004. "Quality of Life and Related Risk Factors in a Taiwanese Village Population 21 Months after An Earthquake. " *The Australian and New Zealand Journal of Psychiatry* 38 : 358 – 364.

Chou F. H. , Wu H. C. , Chou P. , Su C. Y. , Tsai K. Y. , Chao S. S. , Chen M. C. , Su T. T. , Sun W. J. , Ou-Yang W. C. 2007. "Epidemiologic Psychiatric Studies on Post-disaster Impact among Chi-Chi Earthquake Survivors in Yu-Chi, Taiwan. " *Psychiatry and Clinical Neurosciences* 61 : 370 – 378.

Christianson S. , Marren J. 2012. "The Impact of Event Scale-Revised (IES – R). " *Medsurg Nursing* 21 : 321 – 322.

Clark L. A. , Watson D. 1991. "Tripartite Model of Anxiety and Depression : Psychometric Evidence and Taxonomic Implications. " *Journal of Abnormal Psychology* 100 : 316 – 336.

Clum G. A. , Calhoun K. S. , Kimerling R. 2000. "Associations among Symptoms of Depression and Posttraumatic Stress Disorder and Self-reported Health in Sexually Assaulted Women. " *The Journal of Nervous and Mental Disease* 188 : 671 – 678.

Clum G. A. , Nishith P. , Resick P. A. 2001. "Trauma-related Sleep Disturbance and Self-reported Physical Health Symptoms in Treatment-seeking Female Rape Victims. " *The Journal of Nervous and Mental Disease* 189 : 618 – 622.

Cole D. A. , Peeke L. G. , Martin J. M. , Truglio R. , Seroczynski A. D. 1998. "A Longitudinal Look at the Relation between Depression and Anxiety in Children and Adolescents. " *Journal of Consulting and Clinical Psychology* 66 : 451 – 460.

Creamer M. , Bell R. , Failla S. 2003. "Psychometric Properties of the Impact of Event Scale – Revised." *Behaviour Research and Therapy* 41: 1489 – 1496.

De Jong J. T. , Komproe I. H. 2006. "A 15-year Open Study on A Cohort of West-African Out-patients with a Chronic Psychosis." *Social Psychiatry and Psychiatric Epidemiology* 41: 897 – 903.

Dirkzwager A. , Verhaak P. 2007. "Patients with Persistent Medically Unexplained Symptoms in General Practice: Characteristics and Quality of Care." *BMC Family Practice* 8: 33.

Dorn T. , Yzermans C. J. , Guijt H. , Van der Zee J. 2007. "Disaster-related Stress as a Prospective Risk Factor for Hypertension in Parents of Adolescent Fire Victims." *American Journal of Epidemiology* 165: 7.

Dorn T. , Yzermans C. J. , Kerssens J. J. , Spreeuwenberg P. M. , Van der Zee J. 2006. "Disaster and Subsequent Healthcare Utilization: A Longitudinal Study among Victims, Their Family Members, and Control Subjects." *Medical care* 44: 581 – 589.

Driessen E. , Cuijpers P. , De Maat S. C. , Abbass A. A. , De Jonghe F. , Dekker J. J. 2010. "The Efficacy of Short-term Psychodynamic Psychotherapy for Depression: A Meta-analysis." *Clinical Psychology Review* 30: 25 – 36.

Duarte C. S. , Hoven C. W. , Wu P. , Bin F. , Cotel S. , Mandell D. J. , Nagasawa M. , Balaban V. , Wernikoff L. , Markenson D. 2006. "Posttraumatic Stress in Children with First Responders in Their Families." *Journal of Traumatic Stress* 19: 301 – 306.

Durkin M. E. 1993. *Major Depression and Post-traumatic Stress*

Disorder Following the Coalinga and Chile Earthquakes: *A Cross-cultural Comparison.* National Emergency Training Center.

Ehlers A. , Clark D. M. 2000. "A Cognitive Model of Posttraumatic Stress Disorder. " *Behaviour Research and Therapy* 38: 319 – 345.

Ehring T. , Razik S. , Emmelkamp P. M. 2011. "Prevalence and Predictors of Posttraumatic Stress Disorder, Anxiety, Depression, and Burnout in Pakistani Earthquake Recovery Workers. " *Psychiatry Research* 185: 161 – 166.

Elhai J. D. , Grubaugh A. L. , Kashdan T. B. , Frueh B. C. 2008. "Empirical Examination of a Proposed Refinement to DSM-IV Posttraumatic Stress Disorder Symptom Criteria Using the National Comorbidity Survey Replication Data. " *The Journal of Clinical Psychiatry* 69: 597 – 602.

Engel C. C. , Jr. 2001. "Outbreaks of Medically Unexplained Physical Symptoms after Military Action, Terrorist Threat, or Technological Disaster. " *Military Medicine* 166: 47 – 48.

Fan F. , Zhang Y. , Yang Y. , Mo L. , Liu X. 2011. "Symptoms of Posttraumatic Stress Disorder, Depression, and Anxiety among Adolescents Following the 2008 Wenchuan Earthquake in China. " *Journal of Traumatic Stress* 24: 44 – 53.

Feinstein A. R. 1970. "The Pre-therapeutic Classification of Co-morbidity in Chronic Disease. " *Journal of Chronic Diseases* 23: 455 – 468.

Fletcher J. M. 2010. "Adolescent Depression and Educational Attainment: Results Using Sibling Fixed Effects. " *Health Economics* 19: 855 – 871.

Foa E. B. , Kozak M. J. 1986. "Emotional Processing of Fear: Exposure to Corrective Information. " *Psychological Bulletin* 99 : 20 – 35.

Foa E. B. , Riggs D. S. , Dancu C. V. , Rothbaum B. O. 1993. "Reliability and Validity of a Brief Instrument for Assessing Post-traumatic Stress Disorder. " *Journal of Traumatic Stress* 6 : 459 – 473.

Foa E. B. , Riggs D. S. 1993. "Post-traumatic Stress Disorder in Rape Victims. " In *American Psychiatric Press Review of Psychiatry*, edited by Oldham J, Riba MB, and A. Tasman, pp. 273 – 303. Washington, D. C. : American Psychiatric Press.

Foa E. B. , and Rothbaum B. O. 1998. *Treating the Trauma of Rape : Cognitive Behavioral Therapy for PTSD*. New York : Guilford Press.

Frans O. , Rimmo P. A. , Aberg L. , Fredrikson M. 2005. "Trauma Exposure and Post-traumatic Stress Disorder in the General Population. " *Acta Psychiatrica Scandinavica* 111 : 291 – 299.

Frayne S. M. , Seaver M. R. , Loveland S. , Christiansen C. L. , Spiro A. 3rd, Parker V. A. , Skinner K. M. 2004. "Burden of Medical Illness in Women with Depression and Posttraumatic Stress Disorder. " *Archives of Internal Medicine* 164 : 1306 – 1312.

Freemantle N. , Anderson I. M. , Young P. 2000. "Predictive Value of Pharmacological Activity for the Relative Efficacy of Antidepressant Drugs. Meta-regression Analysis. " *The British Journal of Psychiatry : the Journal of Mental Science* 177 : 292 – 302.

Friedman M. J. , Schnurr P. P. 1995. "The Relationship between Trauma, Post-traumatic Stress Disorder, and Physical Health. " In *Neurobiological and Clinical Consequences of Stress : From Normal Adaptation to Post-traumatic Stress Disorder*, edited by Friedman M. J. , Charney D. S. , Deutch A. Y. , pp. 507 – 524. Philadelphia, PA: Lippin-cott Williams and Wilkins Publishers.

Fu S. S. , McFall M. , Saxon A. J. , Beckham J. C. , Carmody T. P. , Baker D. G. , Joseph A. M. 2007. "Post-traumatic Stress Disor-der and Smoking: A Systematic Review. " *Nicotine and Tobacco Research* 9: 1071 – 1084.

Gabriel R. , Ferrando L. , Cortón E. S. , Mingote C. , García-Camba E. , Liria A. F. , Galea S. 2007. "Psychopathological Consequences after a Terrorist Attack: An Epidemiological Study among Victims, the General Population, and Police Officers. " *European Psychiatry* 22: 339 – 346.

Galea S. , Maxwell R. A. 2009. "Methodological Challenges in Studying the Mental Health Consequences of Disasters. " in *Mental Health and Disasters*, edited by Yuval N. , Sandro G. , and Fran H. N. , pp. 582 – 583. New York: Cambridge University Press.

Galea S. , Nandi A. , Vlahov D. 2005. "The Epidemiology of Post-traumatic Stress Disorder after Disasters. " *Epidemiologic Reviews* 27: 78 – 91.

Galea S. , Vlahov D. , Resnick H. , Ahern J. , Susser E. , Gold J. , Bucuvalas M. , Kilpatrick D. 2003. "Trends of Probable Post-trau-matic Stress Disorder in New York City after the September 11 Terrorist Attacks. " *American Journal of Epidemiology* 158: 514 – 524.

Gleser G. C. , Green B. L. , Winget C. N. 1981. *Prolonged Psy-chosocial Effects of Disaster: A Study of Buffalo Creek*. New York: Aca-demic Press.

Goenjian A. K. , Najarian L. M. , Pynoos R. S. , Steinberg A. M. , Manoukian G. , Tavosian A. , Fairbanks L. A. 1994. "Posttraumatic

Stress Disorder in Elderly and Younger Adults after the 1988 Earthquake in Armenia. " *The American Journal of Psychiatry* 151: 895 – 901.

Grant N. , Marshall P. D. , Terry L. , Schell PD, Marc N. , Elliott P. D, Nadine R. , Rayburn P. D. , Lisa H. , Jaycox PD. 2007. "Psychiatric Disorders among Adults Seeking Emergency Disaster Assistance after a Wildland-Urban Interface Fire. " *Psychiatric Services* 58: 509 – 514.

Gray M. J. , Bolton E. E. , Litz B. T. 2004. "A Longitudinal Analysis of PTSD Symptom Course: Delayed-onset PTSD in Somalia Peacekeepers. " *Journal of Consulting and Clinical Psychology* 72: 909 – 913.

Green B. L. , Gleser G. C. , Lindy J. D. , Grace M. C. , Leonard A. 1996. "Age-related Reactions to the Buffalo Creek Dam Collapse: Second Decade Effects. " In *Aging and Posttraumatic Stress Disorder*, edited by Ruskin P. E. , and Talbott J. A. , pp. 101 – 125. Washington, D. C. : American Psychiatric Press.

Green B. L. , Grace M. C. , Gleser G. C. 1985. "Identifying Survivors at Risk: Long-term Impairment Following the Beverly Hills Supper Club Fire. " *Journal of Consulting and Clinical Psychology* 53: 672 – 678.

Green B. L. 1996. "Cross-national and Ethnocultural Issues in Disaster Research. " In *Ethnocultural Aspects of Posttraumatic Stress Disorder: Issues, Research, and Clinical Applications*, edited by Marsella A. , Friedman M. , Gerrity E. , and Scurfield R. , pp. 341 – 361. Washington, D. C. : American Psychiatric Press.

Gu L. , Xie J. , Long J. , Chen Q. , Chen Q. , Pan R. , Yan Y. , Wu G. , Liang B. , Tan J. et al. 2013. "Epidemiology of Major Depressive Disorder in Mainland China: A Systematic Review. " *PLoS One* 8: e65356.

Guthrie R. M. , Bryant R. A. 2006. "Extinction Learning before Trauma and Subsequent Posttraumatic Stress. " *Psychosomatic Medicine* 68: 307 – 311.

Richard A. K. 1990. *Trauma and the Vietnam War Generation: Report of Findings from the National Vietnam Veterans Readjustment Study.* New York: Brunner/Mazel, Publishers.

Hammer M. B. 1992. "Trauma and the Vietnam War Generation: Report of Finding from the National Vietnam Veterans Readjustment Study. " *Joarnal of Traumatic Stress*, 5 (2): 321 – 322.

Hart O. , Horst R. 1989. "The Dissociation Theory of Pierre Janet. " *Journal of Traumatic Stress* 2: 397 – 412.

Hobfoll S. E. , Canetti-Nisim D. , Johnson R. J. 2006. "Exposure to Terrorism, Stress-related Mental Health Symptoms, and Defensive Coping among Jews and Arabs in Israel. " *Journal of Consulting and Clinical Psychology* 74: 207 – 218.

Holmes E. A. , Brewin C. R. , Hennessy R. G. 2004. "Trauma Films, Information Processing, and Intrusive Memory Development. " *Journal of Experimental Psychology: General* 133: 3 – 22.

Horowitz M. 1976. *Stress Response Syndromes.* New York: Aronson.

Horowitz M. 1986. *Stress Response Syndromes (2nd ed.).* New York: Aronson.

Jacobsen L. K. , Southwick S. M. , Kosten T. R. 2001. "Substance Use Disorders in Patients with Posttraumatic Stress Disorder: A Review of the Literature. " *The American Journal of Psychiatry* 158: 1184 – 1190.

Janoff-Bulman R. 1992. *Shattered Assumptions: Towards a New*

Psychology of Trauma. New York: Free Press.

Jia Z. , Tian W. , Liu W. , Cao Y. , Yan J. , Shun Z. 2010. "Are the Elderly More Vulnerable to Psychological Impact of Natural Disaster? A Population-based Survey of Adult Survivors of the 2008 Sichuan Earthquake. " *BMC Public Health* 10: 172.

Jones J. C. , Barlow D. H. 1990. "The Etiology of Posttraumatic Stress Disorder. " *Clinical Psychology Review* 10: 299 – 328.

Kaltman S. , Green B. L. , Mete M. , Shara N. , Miranda J. 2010. "Trauma, Depression, and Comorbid PTSD/Depression in a Community Sample of Latina Immigrants. " *Psychological Trauma*: *Theory*, *Research*, *Practice and Policy* 2: 31 – 39.

Kang H. K. , Bullman T. A. , Taylor J. W. 2006. "Risk of Selected Cardiovascular Diseases and Posttraumatic Stress Disorder among Former World War Ⅱ Prisoners of War. " *Annals of Epidemiology* 16: 381 – 386.

Kar N. 2011. "Cognitive Behavioral Therapy for the Treatment of Post-traumatic Stress Disorder: A Review. " *Neuropsychiatric Disease and Treatment* 7: 167 – 181.

Karanci A. N. , RüStemli A. 1995. "Psychological Consequences of the 1992 Erzincan (Turkey) Earthquake. " *Disasters* 19: 8 – 18.

Kasapoǧlu A. , Ecevit Y. , Ecevit M. 2004. "Support Needs of the Survivors of the August 17, 1999 Earthquake in Turkey. " *Social Indicators Research* 66: 229 – 248.

Keane T. M. , Zimering R. T. , Caddell R. T. 1985. "A Behavioral Formulation of PTSD in Vietnam Veterans. " *Behavior Therapist* 8: 9 – 12.

Kessler R. C. , Berglund P. , Demler O. , Jin R. , Koretz D. , Merikangas K. R. , Rush A. J. , Walters E. E. , Wang P. S. 2003.

"The Epidemiology of Major Depressive Disorder: Results from the National Comorbidity Survey Replication (NCS-R). " *JAMA : the Journal of the American Medical Association* 289: 3095 – 3105.

Kessler R. C. , Frank R. G. 1997. "The Impact of Psychiatric Disorders on Work Loss Days. " *Psychological Medicine* 27: 861 – 873.

Kessler R. C. , Sonnega A. , Bromet E. , Hughes M. , Nelson C. B. 1995. "Posttraumatic Stress Disorder in the National Comorbidity Survey. " *Archives of General Psychiatry* 52: 1048 – 1060.

Kessler R. C. 2000. "Posttraumatic Stress Disorder: the Burden to the Individual and to Society. " *The Journal of Clinical Psychiatry* 61: 4 – 12.

Kilic C. , Ulusoy M. 2003. "Psychological Effects of the November 1999 Earthquake in Turkey: An Epidemiological Study. " *Acta Psychiatrica Scandinavica* 108: 232 – 238.

Kimerling R. , Clum G. A. , Wolfe J. 2000. "Relationships among Trauma Exposure, Chronic Posttraumatic Stress Disorder Symptoms, and Self-reported Health in Women: Replication and Extension. " *Journal of Traumatic Stress* 13: 115 – 128.

Kinder L. S. , Carnethon M. R. , Palaniappan L. P. , King A. C. , Fortmann S. P. 2004. "Depression and the Metabolic Syndrome in Young Adults: Findings from the Third National Health and Nutrition Examination Survey. " *Psychosomatic Medicine* 66: 316 – 322.

Kleim B. , Ehlers A. 2008. "Reduced Autobiographical Memory Specificity Predicts Depression and Posttraumatic Stress Disorder after Recent Trauma. " *Journal of Consulting and Clinical Psychology* 76: 231 – 242.

Kraemer H. C. , Kazdin A. E. , Offord D. R. , Kessler R. C. , Jensen P. S. , Kupfer D. J. 1997. "Coming to Terms with the Terms of Risk. " *Archives of General Psychiatry* 54 : 337 – 343.

Kulkarni M. , Pole N. 2008. "Psychiatric Distress among Asian and European American Survivors of the 1994 Northridge Earthquake. " *The Journal of Nervous and Mental Disease* 196 : 597 – 604.

Kun P. , Chen X. , Han S. , Gong X. , Chen M. , Zhang W. , Yao L. 2009a. "Prevalence of Post-traumatic Stress Disorder in Sichuan Province, China after the 2008 Wenchuan Earthquake. " *Public Health* 123 : 703 – 707.

Kun P. , Han S. , Chen X. , Yao L. 2009b. "Prevalence and Risk Factors for Posttraumatic Stress Disorder: A Cross-sectional Study among Survivors of the Wenchuan 2008 Earthquake in China. " *Depression and Anxiety* 26 : 1134 – 1140.

Lang P. J. 1979. "A Bio-informational Theory of Emotional Imagery. " *Journal of Psychophysiology* 16 : 495 – 512.

U. S. Geological Survey (USGS). 2014. "Largest and Deadliest Earthquakes by Year: 1990 – 2014. " Accessed July 19. http://earthquake. usgs. gov/earthquakes/eqarchives/year/byyear. php.

Lewin T. J. , Carr V. J. , Webster R. A. 1998. "Recovery from Post-earthquake Psychological Morbidity: Who Suffers and Who Recovers? " *The Australian and New Zealand Journal of Psychiatry* 32 : 15 – 20.

Liberzon I. , Abelson J. L. , Amdur R. L. , King A. P. , Cardneau J. D. , Henke P. , Graham L. M. 2006. "Increased Psychiatric Morbidity after Abdominal Aortic surgery: Risk Factors for Stress-related Disorders. " *Journal of Vascular Surgery* 43 : 929 – 934.

Lim S. L. , Kim J. H. 2005. "Cognitive Processing of Emotional Information in Depression, Panic, and Somatoform Disorder." *Journal of Abnormal Psychology* 114: 50 – 61.

Litz B. T. 1992. "Emotional Numbing in Combat-related Post-traumatic Stress Disorder: A Critical Review and Reformulation." *Clinical Psychology Review* 12: 417 – 432.

Liu Z. , Zeng Z. , Xiang Y. , Hou F. , Li J. , Li T. , Hu X. , Ping Y. 2012. "A Cross-sectional Study on Posttraumatic Impact among Qiang Women in Maoxian County 1 Year after the Wenchuan Earthquake, China." *Asia-Pacific Journal of Public Health* 24: 21 – 27.

Livanou M. , Bassoglu M. , Ssalcioglu E. , Kalendar D. 2002. "Traumatic Stress Response in Treatment-seeking Earthquake Survivors in Turkey." *The Journal of Nervous and Mental Dise*ase 190: 816 – 823.

Loas G. 1996. "Vulnerability to Depression: A Model Centered on Anhedonia." *Journal of Affective Disorders* 41: 39 – 53.

Luchins D. J. 2010. "The Future of Mental Health Care and the Limits of the Behavioral Neurosciences." *The Journal of Nervous and Mental Disease* 198: 395 – 398

Ma X. , Liu X. , Hu X. , Qiu C. , Wang Y. , Huang Y. , Wang Q. , Zhang W. , Li T. 2011. "Risk Indicators for Post-traumatic Stress Disorder in Adolescents Exposed to the 5. 12 Wenchuan Earthquake in China." *Psychiatry Research* 189: 385 – 391.

Maercker A. , Forstmeier S. , Wagner B. , Glaesmer H. , E. , B. 2008. "Posttraumatische Belastungsstörungen in Deutschland. Ergebnisse Einer Gesamtdeutschen Epidemiologischen Untersuchung." *Nervenarzt* 79: 577 – 586.

Maes M. , Mylle J. , Delmeire L. , Altamura C. 2000. "Psychiatric Morbidity and Comorbidity Following Accidental Man-made Traumatic Events: Incidence and Risk Factors. " *European Archives of Psychiatry and Clinical Neurosciences* 250: 156 – 162.

Mathers C. D. , Loncar D. 2006. "Projections of Global Mortality and Burden of Disease from 2002 to 2030. " *PLoS Medicine* 3: e442.

Menendez A. M. , Molloy J. , Magaldi M. C. 2006. "Health Responses of New York City Firefighter Spouses and Their Families Postseptember 11, 2001 Terrorist Attacks. " *Issues in Mental Health Nursing* 27: 905 – 917.

Merriman C. , Norman P. , Barton J. 2007. "Psychological Correlates of PTSD Symptoms Following Stroke. " *Psychology, Health and Medicine* 12: 592 – 602.

Mineka S. , Watson D. , Clark L. A. 1998. "Comorbidity of Anxiety and Unipolar Mood Disorders. " *Annual Review of Psychology* 49: 377 – 412.

Moffitt T. E. , Harrington H. , Caspi A. , Kim-Cohen J. , Goldberg D. , Gregory A. M. , Poulton R. 2007. "Depression and Generalized Anxiety Disorder: Cumulative and Sequential Comorbidity in a Birth Cohort Followed Prospectively to Age 32 Years. " *Archives of General Psychiatry* 64: 651 – 660.

Mowrer O. H. 1960. *Learning Theory and Behavior.* New York: Wiley.

Murray J. , Ehlers A. , Mayou R. A. 2002. "Dissociation and Post-traumatic Stress Disorder: Two Prospective Studies of Road Traffic Accident Survivors. " *The British Journal of Psychiatry* 180: 363 – 368.

Naeem F. , Ayub M. , Masood K. , Gul H. , Khalid M. , Farrukh A. , Shaheen A. , Waheed W. , Chaudhry H. R. 2011. "Prevalence and Psychosocial Risk Factors of PTSD: 18 Months after Kashmir Earthquake in Pakistan." *Journal of Affective Disorders* 130: 268 – 274.

Najarian L. , Goenjian A. , Pelcovitz D. , Mandel F. , Najarian B. 2001. "The Effect of Relocation after a Natural Disaster." *Journal of Traumatic Stress* 14: 511 – 526.

Neria Y. , Nandi A. , Galea S. 2008. "Post-traumatic Stress Disorder Following Disasters: A Systematic Review." *Psychological Medicine* 38: 467 – 480.

Norris F. H. , Baker C. K. , Murphy A. D. , Kaniasty K. 2005. "Social Support Mobilization and Deterioration after Mexico's 1999 Flood: Effects of Context, Gender, and Time." *American Journal of Community Psychology* 36: 15 – 28.

Norris F. H. , Friedman M. J. , Watson P. J. , Byrne C. M. , Diaz E. , Kaniasty K. 2002. "60000 Disaster Victims Speak: Part I. An Empirical Review of the Empirical Literature, 1981 – 2001." *Psychiatry* 65: 207 – 239.

Norris F. H. , Slone L. B. , Baker C. K. , Murphy A. D. 2006. "Early Physical Health Consequences of Disaster Exposure and Acute Disaster-related PTSD." *Anxiety, Stress, and Coping* 19: 95 – 110.

Norris F. H. 1992. "Epidemiology of Trauma: Frequency and Impact of Different Potentially Traumatic Events on Different Demographic Groups." *Journal of Consulting and Clinical Psychology* 60: 409 – 418.

Norris R. L. , Maguen S. , Litz B. T. , Adler A. B. , Britt T. W. 2005. "Physical Health Symptoms in Peacekeepers: Has the Role of

Deployment Stress Been Overrated?" *Stress, Trauma, and Crisis* 8: 251 – 265.

North C. S. , Ringwalt C. L. , Downs D. , Derzon J. , Galvin D. 2011. "Postdisaster Course of Alcohol Use Disorders in Systematically Studied Survivors of 10 Disasters. " *Archives of General Psychiatry* 68: 173 – 180.

O'Donnell M. L. , Creamer M. , Pattison P. 2004. "Posttraumatic Stress Disorder and Depression Following Trauma: Understanding Co-morbidity. " *The American Journal of Psychiatry* 161: 1390 – 1396.

Onder E. , Tural U. , Aker T. , Kilic C. , Erdogan S. 2006. "Prevalence of Psychiatric Disorders Three Years after the 1999 Earthquake in Turkey: Marmara Earthquake Survey (MES). " *Social Psychiatry and Psychiatric Epidemiology* 41: 868 – 874.

Orcutt H. K. , Erickson D. J. , Wolfe J. 2004. "The Course of PTSD Symptoms among Gulf War Veterans: A Growth Mixture Modeling Approach. " *Journal of Traumatic Stress* 17: 195 – 202.

Ouimette P. , Cronkite R. , Henson B. R. , Prins A. , Gima K. , Moos R. H. 2004a. "Posttraumatic Stress Disorder and Health Status among Female and Male Medical Patients. " *Journal of Traumatic Stress* 17: 1 – 9.

Ouimette P. , Cronkite R. , Prins A. , Moos R. H. 2004b. " Posttraumatic Stress Disorder, Anger and Hostility, and Physical Health Status. " *The Journal of Nervous and Mental Disease* 192: 563 – 566.

Ozer E. J. , Best S. R. , Lipsey T. L. , Weiss D. S. 2003. "Predictors of Posttraumatic Stress Disorder and Symptoms in Adults: a Meta-analysis. " *Psychological Bulletin* 129: 52 – 73.

Peleg T. , Shalev A. Y. 2006. "Longitudinal Studies of PTSD: Overview of Findings and Methods. " *CNS Spectrums* 11: 589 – 602.

Perkonigg A. , Kessler R. C. , Storz S. , Wittchen H. U. 2000. "Traumatic Events and Post-traumatic Stress Disorder in the Community: Prevalence, Risk Factors and Comorbidity. " *Acta Psychiatrica Scandinavica* 101: 46 – 59.

Phifer J. F. 1990. "Psychological Distress and Somatic Symptoms after Natural Disaster: Differential Vulnerability among Older Adults. " *Psychology and Aging* 5: 412 – 420.

Philip D. H, Yehuda R. 1999. "Strategies to Study Risk for the Development of PTSD. " in *Risk Factors for Post-Traumatic Stress Disorder*, edited by Yehuda R. pp. 4 – 11. Washington, DC: American Psychiatric Press.

Piotrkowski C. S. , Brannen S. J. 2002. "Exposure, Threat Appraisal, and Lost Confidence as Predictors of PTSD Symptoms Following September 11, 2001. " *American Journal of Orthopsychiatry* 72: 476 – 785.

Port C. L. , Engdahl B. , Frazier P. 2001. " A longitudinal and Retrospective Study of PTSD among Older Prisoners of War. " *The American Journal of Psychiatry* 158: 1474 – 1479.

Priebe S. , Badesconyi A. , Fioritti A. , Hansson L. , Kilian R. , Torres-Gonzales F. , Turner T. , Wiersma D. 2005. "Reinstitutionalisation in Mental Health Care: Comparison of Data on Service Provision from Six European Countries. " *BMJ* (*Clinical research ed*) 330: 123 – 126.

Qu Z. , Tian D. , Zhang Q. , Wang X. , He H. , Zhang X. , Huang L. , Xu F. 2012. "The Impact of the Catastrophic Earthquake in

China's Sichuan Province on the Mental Health of Pregnant Women. " *Journal of Affective Disorders* 136: 117 – 123.

Qu Z. , Wang X. , Tian D. , Zhao Y. , Zhang Q. , He H. , Zhang X. , Xu F. , Guo S. 2012. "Posttraumatic Stress Disorder and Depression among New Mothers at 8 Months Later of the 2008 Sichuan Earthquake in China. " *Archives of Women's Mental Health* 15: 49 – 55.

Rauch S. , Morales K. , Zubritsky C. , Knott K. , Oslin D. 2006. "Posttraumatic Stress, Depression, and Health Among Older Adults in Primary Care. " *American Journal of Geriatric Psych* 14: 316 – 324

Reddy M. S. 2010. "Depression: the Disorder and the Burden. " *Indian Journal of Psychological Medicine* 32: 1 – 2.

Regier D. A. , Rae D. S. , Narrow W. E. , Kaelber C. T. , Schatzberg A. F. 1998. "Prevalence of Anxiety Disorders and Their Comorbidity with Mood and Addictive Disorders. " *The British Journal of Psychiatry Supplement* 34: 24 – 28.

Resick P. A. 2001. *Stress and Trauma*. Hove, England: Psychology Press.

Roediger H. L. , McDermott K. B. 1993. "Implicit Memory in Normal Human Subjects. " In *Handbook of Neuropsychology*, edited by Spinnler H, Boller F, pp. 63 – 131. Amsterdam: Elsevier.

Rubonis A. V , Bickman L. 1991. "Psychological Impairment in the Wake of Disaster: The Disaster-psychopathology Relationship. " *Psychological Bulletin* 109: 384 – 399.

Salcioglu E. , Basoglu M. , Livanou M. 2003. "Long-term Psychological Outcome for Non-treatment-seeking Earthquake Survivors in Turkey. " *The Journal of Nervous and Mental Disease* 191: 154 – 160.

Salcioglu E. , Basoglu M. , Livanou M. 2007. "Post-traumatic Stress Disorder and Comorbid Depression among Survivors of the 1999 Earthquake in Turkey. " *Disasters* 31: 115 – 129.

Schnurr P. P. , Spiro A. , 3rd, Paris A. H. 2000. "Physician-diagnosed Medical Disorders in Relation to PTSD Symptoms in Older Male Military Veterans. " *Health Psychology: Official Journal of the Division of Health Psychology, American Psychological Association* 19 : 91 – 97.

Schroeder J. M. , Polusny M. A. 2004. "Risk Factors for Adolescent Alcohol Use Following a Natural Disaster. " *Prehospital and Disaster Medicine* 19: 122 – 127.

Shahar G. 2001. "Maternal Personality and Distress as Predictors of Child Neglect. " *Journal of Research in Personality* 35: 537 – 545.

Shalev A. Y. , Freedman S. , Peri T. , Brandes D. , Sahar T. , Orr S. P. , Pitman R. K. 1998. "Prospective Study of Posttraumatic Stress Disorder and Depression Following Trauma. " *The American Journal of Psychiatry* 155: 630 – 637.

Shimizu S. , Aso K. , Noda T. , Ryukei S. , Kochi Y. , Yamamoto N. 2000. "Natural Disasters and Alcohol Consumption in a Cultural Context: the Great Hanshin Earthquake in Japan. " *Addiction* 95: 529 – 536.

Shipherd J. C. , Stafford J. , Tanner L. R. 2005. "Predicting Alcohol and Drug Abuse in Persian Gulf War Veterans: What Role Do PTSD Symptoms Play?" *Addictive Behaviors* 30: 595 – 599.

Spiro A. , Hankin C. , Mansell D. , Kazis L. 2006. "Posttraumatic Stress Disorder and Health Status: The Veterans Health Study. " *The Journal of Ambulatory Care Management* 29: 71 – 86.

Sulway M. R. , Broe G. A. , Creasey H. , Dent O. F. , Jorm A. F. ,

Kos S. C. , Tennant C. C. 1996. "Are Malnutrition and Stress Risk Factors for Accelerated Cognitive Decline? A Prisoner of War Study. " *Neurology* 46: 650 – 655.

Sun L. Y. , Li X. F. , Tang W. , Li J. Q. , Wang T. , Xiao C. M. , Pu J. M. , Zou X. G. , Li J. Y. 2011. "Prevalence and Correlated Factors of PTSD in Refugees Created by Disaster 6 Months after Wenchuan Earthquake. " *Journal of Medical Theory and Practice* 22: 2412 – 2415.

Terr L. 1990. *Too Scared to Cry*. New York: Basic Books.

Tyano S. , Iancu I. , Solomon Z. , Sever J. , Goldstein I. , Toutvana Y. , Bleich A. 1996. "Seven-Year Follow-up of Child Survivors of A Bus-Train Collision. " *Journal of the American Academy of Child and Adolescent Psychiatry* 35: 365 – 373.

Ulmer C. S. , Edinger J. D. , Calhoun P. S. 2011. "A Multi-component Cognitive-behavioral Intervention for Sleep Disturbance in Veterans with PTSD: A Pilot Study. " *Journal of Clinical Sleep Medicine: JCSM (Official Publication of the American Academy of Sleep Medicine)* 7 : 57 – 68.

Ursano R. J. , Kao T. C. , Fullerton C. S. 1992. "Posttraumatic Stress Disorder and Meaning: Structuring Human Chaos. " *The Journal of Nervous and Mental Disease* 180: 756 – 759.

Vaisrub S. 1975. "DA Costa Syndrome Revisited. " *JAMA: The Journal of the American Medical Association* 232: 164 – 164.

Van den Berg B. , Grievink L. , Stellato R. K. , Yzermans C. , Lebret E. 2005. "Symptoms and Related Functioning in A Traumatized Community. " *Archives of Internal Medicine* 165: 2402 – 2407.

Van den Berg B. , Grievink L. , Van der Velden P. G. , Yzermans

C. J. , Stellato R. K. , Lebret E. , Brunekreef B. 2008. "Risk Factors for Physical Symptoms after a Disaster: A Longitudinal Study. " *Psychological Medicine* 38: 499 – 510.

Van den Berg B. , Joris Yzermans C. , Van der Velden P. G. , Stellato R. K. , Brunekreef B. 2009. "Risk Factors for Unexplained Symptoms after a Disaster: A Five-year Longitudinal Study in General Practice. " *Psychosomatics* 50: 9 – 77.

Van Loey N. E. , Van de Schoot R. , Faber A. W. 2012. "Traumatic Stress Symptoms after Exposure to Two Fire Disasters: Comparative Study. " *PLoS ONE* 7 : e41532.

Wang B. , Ni C. , Chen J. , Liu X. , Wang A. , Shao Z. , Xiao D. , Cheng H. , Jiang J. , Yan Y. 2011. "Posttraumatic Stress Disorder 1 Month after 2008 Earthquake in China: Wenchuan Earthquake Survey. " *Psychiatry Research* 187: 392 – 396.

Wang L. , Zhang Y. , Shi Z. , Wang W. 2009a. "Symptoms of Posttraumatic Stress Disorder among Adult Survivors Two Months after the Wenchuan Earthquake. " *Psychological Reports* 105: 879 – 885.

Wang X. , Gao L. , Shinfuku N. , Zhang H. , Zhao C. , Shen Y. 2000. "Longitudinal Study of Earthquake-related PTSD in a Randomly Selected Community Sample in North China. " *The American Journal of Psychiatry* 157: 1260 – 1266.

Wang L. , Zhang Y. , Wang W. , Shi Z. , Shen J. , Li M. , Xin Y. 2009b. "Symptoms of Posttraumatic Stress Disorder among Adult Survivors Three Months after the Sichuan Earthquake in China. " *Journal of Traumatic Stress* 22: 444 – 450.

Wang X. D. 1999. "Psychological Assessment Scale Manual. "

Chinese Mental Health Journal 2: 200 – 202.

Wei M. , Russell D. W. , Zakalik R. A. 2005. "Adult Attachment, Social Self-efficacy, Self-Disclosure, Loneliness, and Subsequent Depression for Freshman College Students: A Longitudinal Study. " *Journal of Counseling Psychology* 52: 602 – 614.

Weich S. , Lewis G. 1998. "Poverty, Unemployment, and Common Mental Disorders: Population Based Cohort Study. " *BMJ (Clinical Research ed.)* 317: 115 – 119.

Weiss D. S. , Marmar C. R. 1997. "The Impact of Event Scale – revised. " In *Assessing Psychological Trauma and PTSD: A Practitioner's Handbook*, edited by Wilson, J. P. , Keane, T. M. , p. 99, pp. 399 – 411. New York: Guilford Press.

Wen J. , Shi Y-k, Li Y-p, Yuan P. , Wang F. 2012. "Quality of Life, Physical Diseases, and Psychological Impairment among Survivors 3 Years after Wenchuan Earthquake: A Population Based Survey. " *PLoS ONE* 7: e43081.

Wetherell J. L. , Gatz M. , Pedersen N. L. 2001. "A Longitudinal Analysis of Anxiety and Depressive Symptoms. " *Psychology and Aging* 16: 187 – 195.

Wittchen H. U. , Beesdo K. , Bittner A. , Goodwin R. D. 2003. "Depressive Episodes – evidence for a Causal Role of Primary Anxiety Disorders?" *European Psychiatry: the Journal of the Association of European Psychiatrists* 18: 384 – 393.

Wohlfarth T. D. , Van den Brink W. , Winkel F. W. , Ter Smitten M. 2003. "Screening for Posttraumatic Stress Disorder: An Evaluation of Two Self-report Scales among Crime Victims. " *Psychological Assess-*

ment 15: 101 – 109.

Wolfe J. , Schnurr P. P. , Brown P. J. , Furey J. 1994. "Posttraumatic Stress Disorder and War-zone Exposure as Correlates of Perceived Health in Female Vietnam War Veterans. " *Journal of Consulting and Clinical Psychology* 62: 1235 – 1240.

Woods S. J. , Wineman N. M. 2004. " Trauma, Posttraumatic Stress Disorder Symptom Clusters, and Physical Health Symptoms in Postabused Women. " *Archives of Psychiatric Nursing* 18: 26 – 34.

Wu K. K. , Chan K. S. 2003. "The Development of the Chinese Version of Impact of Event Scale – Revised (CIES-R). " *Social Psychiatry and Psychiatric Epidemiology* 38: 94 – 98.

Xiao S. 1994. "Theoretic Basis and Research Application of the Social Support Appraisal Scale. " *Journal of Clinical Psychology Medical* (*Chin*) 4: 98 – 100.

Yehuda R. , McFarlane A. C. 1995. "Conflict between Current Knowledge about Posttraumatic Stress Disorder and Its Original Conceptual Basis. " *The American Journal of Psychiatry* 152: 1705 – 1713.

Ying L. , Wu X. , Lin C. , 2012. "Longitudinal Linkages between Depressive and Posttraumatic Stress Symptoms in Adolescent Survivors Following the Wenchuan Earthquake in China: A Three-wave, Cross-lagged Study. " *School Psychology International* 33: 416 – 432.

Zaridze D. , Brennan P. , Boreham J. , Boroda A. , Karpov R. , Lazarev A. , Konobeevskaya I. , Igitov V. , Terechova T. , Boffetta P et al. 2009. "Alcohol and Cause-specific Mortality in Russia: A Retrospective Case-control Study of 48557 Adult Deaths. " *Lancet* 373: 2201 – 2214.

Zayfert C. , Dums A. , Ferguson R. , Hegel M. 2002. "Health

Functioning Impairments Associated with Posttraumatic Stress Disorder, Anxiety Disorders, and Depression. " *The Journal of Nervous and Mental Disease* 190: 233 – 240.

Zhang Z. , Shi Z. , Wang L. , Liu M. 2011. "One Year Later: Mental Health Problems among Survivors in Hard-hit Areas of the Wenchuan Earthquake. " *Public Health* 125: 293 – 300.

Zhang J. , Wu Z. , Fang G. , Li J. , Han B. , Chen Z. 2010. "Development of the Chinese Age Norms of CES-D in Urban Area. " *Chinese Mental Health Journal* 24: 135 – 139.

Zlotnick C. , Shea M. T. , Pilkonis P. A. , Elkin I. , Ryan C. 1996. "Gender, Type of Treatment, Dysfunctional Attitudes, Social Support, Life Events, and Depressive Symptoms over Naturalistic Follow-up. " *The American Journal of Psychiatry* 153: 1021 – 1027.

Zubin J. , Spring B. 1997. "Vulnerability: A New View of Schizophrenia. " *Journal of Abnormal Psychology* 86: 103 – 126.

<h1 style="text-align:center">附录　问卷</h1>

一　基本情况

1	住户成员姓名：	
2	与户主关系：（1）户主（2）配偶（3）子女（4）孙子女（5）父母（6）祖父母（7）兄弟姐妹（8）其他	
3	询问的问题是否将由本人回答：（1）自己回答（2）由他人代答	
4	性别：（1）男（2）女	
5	出生年月：（年/月/日）（格式为：1980/01/01）	
6	民族：（1）汉（2）羌（3）藏（4）回（5）蒙（6）壮（7）其他	
7	婚姻状况：（1）未婚（2）已婚（3）离婚（4）丧偶（5）其他	
8	文化程度：（1）文盲、半文盲（2）小学（3）初中（4）高中、职业中学（5）中专（6）大专（7）大学及以上	
9	上个月的收入是？（元，折合为现金，没有写0）	

二　躯体健康

住户成员编码		01
1	调查前半年内，您是否患有慢性疾病？ （1）是（2）否	
	慢病种类：（1）高血压（2）肠胃炎（3）糖尿病（4）类风湿性关节炎（5）脑血管病（6）椎间盘疾病（7）慢性阻塞性肺病（8）缺血性心脏病（9）胆结石及胆囊炎（10）消化性溃疡（11）泌尿系统结石（12）前列腺增生（13）白内障（14）贫血（15）哮喘（16）慢性咽喉炎（17）肾炎和肾病变（18）乙型肝炎（19）其他（注明）	

续表

住户成员编码	01
2	调查前两周内，是否觉得有身体不适？或患有急、慢性疾病？ (1) 是 (2) 否	
	调查前的 2 周内最严重的不适感或疾病为： (1) 胸痛 (2) 腹痛 (3) 腹泻 (4) 头痛 (5) 严重外伤 (6) 轻微外伤 (7) 发烧 (8) 咳嗽 (9) 心慌/心悸 (10) 其他 (注明)	

三 健康习惯

	选项	01
1.	您现在是否吸烟？ (1) 从不吸 (2) 吸烟 (3) 已戒烟	
2.	您是否饮酒？ (1) 不 (2) 饮酒 (3) 已戒	

四 创伤后应激障碍 （PTSD）

指导语：以下是人们经历了灾难事件后常有的一些感受，请你阅读每一条，根据自己的真实情况回答。每条都有 4 个答案，每个答案表示这种情况在最近二周（14 天）出现次数的多少。①没有发生；②很少发生；③有时发生（一周一两次）；④经常发生。注意：别忘了，是问你最近两周（近 14 天）的感受。

	住户成员编号	01
1	任何提示都能把我带到地震当时的体验中	
2	我难以保持熟睡	
3	总有事让我联想到地震	
4	很容易生气、发脾气	
5	当想起此事时，我避免让自己难过	

住户成员编号		01
6	不由自主地想起地震	
7	我觉得地震好像没有发生或不是真的	
8	我躲开有关地震的事物	
9	关于地震的画面或形象常在脑海闪现	
10	我很敏感，很容易受到惊吓	
11	我尽量不去想它	
12	关于地震我仍有很多感受，但不愿去面对它	
13	对地震有种麻木的感觉	
14	我发现自己的所做所想又回到了当时	
15	我难以入睡	
16	常有关于地震的强烈感受袭扰我	
17	我努力忘掉地震	
18	我注意力不集中	
19	想起地震，会有强烈的生理反应，如出汗、呼吸困难、恶心或心跳加速	
20	我梦到地震	
21	我充满警惕性，或处于警觉状态	
22	我尽量避免谈到地震	

五 抑郁状况（CESD）

下面是对你最近可能有过的感受的描述，请告诉我们最近一周你出现过这些感觉的程度。请针对每一个描述选择恰当的选项：1＝偶尔或无（少于1天）；2＝有时（1~2天）；3＝时常或一半时间（3~4天）；4＝多数时间（5~7天）

最近一周里：	01
1 一些通常并不困扰我的事情使我心烦	
2 我不想吃东西，胃口不好	
3 我感觉即便有爱人或朋友帮助也无法摆脱这种困扰	
4 我感觉同别人一样好	
5 我很难集中精力做事	
6 我感到压抑	
7 我感到做什么事都很吃力	
8 我觉得未来有希望	
9 我认为我的生活一无是处	
10 我感到恐惧	
11 我睡觉不解乏	
12 我很幸福	
13 我比平时话少了	
14 我感到孤独	
15 人们对我不友好	
16 我生活快乐	
17 我曾经放声痛哭	
18 我感到忧愁	
19 我觉得别人厌恶我	
20 我走路很慢	

六 社会支持量表（SSRS）

指导语：下面的问题用于反映您在社会中所获得的支持，请按各个问题的具体要求，根据您的实际情况来回答。谢谢您的合作。

题目	
1. 您有多少关系密切，可以得到支持和帮助的朋友？（只选一项） （1）一个也没有　（2）1~2个　（3）3~5个　（4）6个或6个以上	
2. 近一年来您：（只选一项） （1）远离家人，且独居一室 （2）住处经常变动，多数时间和陌生人住在一起 （3）和同学、同事或朋友住在一起　（4）和家人住在一起	
3. 您与邻居：（只选一项） （1）相互之间从不关心，只是点头之交 （2）遇到困难可能稍微关心 （3）有些邻居都很关心您　（4）大多数邻居都很关心您	
4. 您与同事：（只选一项） （1）相互之间从不关心，只是点头之交　（2）遇到困难可能稍微关心 （3）有些同事很关心您　（4）大多数同事都很关心您	

5. 从家庭成员得到的支持和照顾： （0＝无；1＝极少；2＝一般；3＝全力支持）	A. 夫妻（恋人）	
	B. 父母	
	C. 儿女	
	D. 兄弟姐妹	
	E. 其他成员（如嫂子、弟媳妇等）	

题目	
6. 过去，在您遇到急难情况时，曾经得到的经济支持和解决实际问题的帮助的来源有： （1）无任何来源 （2）下列来源：（可选多项）　A. 配偶；　B. 其他家人；　C. 朋友； D. 亲戚；　E. 同事；　F. 工作单位；　G. 党团工会等官方或半官方组织；　H. 宗教、社会团体等非官方组织；　I. 其他（请列出）	
7. 过去，在您遇到急难情况时，曾经得到的安慰和关心的来源有： （1）无任何来源　（2）下列来源（可选多项）　A. 配偶；　B. 其他家人；　C. 朋友；　D. 亲戚；　E. 同事；　F. 工作单位；　G. 党团工会等官方或半官方组织；　H. 宗教、社会团体等非官方组织；　I. 其他（请列出）	
8. 您遇到烦恼时的倾诉方式：（只选一项） （1）从不向任何人诉述　（2）只向关系极为密切的1~2个人诉述 （3）如果朋友主动询问您会说出来 （4）主动倾诉自己的烦恼，以获得支持和理解	

汶川地震灾民创伤后应激障碍、抑郁及躯体健康研究

题目	
9. 您遇到烦恼时的求助方式：（只选一项） （1）只靠自己，不接受别人帮助　（2）很少请求别人帮助 （3）有时请求别人帮助　（4）有困难时经常向家人、亲友、组织求援	
10. 对于团体（如党团组织、宗教组织、工会、学生会等）组织活动，您：（只选一项） （1）从不参加　（2）偶尔参加　（3）经常参加 （4）主动参加并积极活动	

主题词索引

图书在版编目（CIP）数据

汶川地震灾民创伤后应激障碍、抑郁及躯体健康研究／
郭静著． -- 北京：社会科学文献出版社，2016.6
（华中科技大学社会学文库．青年学者系列）
ISBN 978 - 7 - 5097 - 8980 - 3

Ⅰ．①汶… Ⅱ．①郭… Ⅲ．①地震灾害 - 居民 - 身心
健康 - 研究 - 汶川县 Ⅳ．①R395.6

中国版本图书馆 CIP 数据核字（2016）第 070585 号

华中科技大学社会学文库·青年学者系列
汶川地震灾民创伤后应激障碍、抑郁及躯体健康研究

著　　者／郭　静

出 版 人／谢寿光
项目统筹／谢蕊芬　任晓霞
责任编辑／孙　瑜　王　莉　刘德顺

出　　版／社会科学文献出版社·社会学编辑部（010）59367159
　　　　　　地址：北京市北三环中路甲 29 号院华龙大厦　邮编：100029
　　　　　　网址：www.ssap.com.cn
发　　行／市场营销中心（010）59367081　59367018
印　　装／三河市尚艺印装有限公司

规　　格／开 本：787mm × 1092mm　1/16
　　　　　　印 张：15.25　字 数：183 千字
版　　次／2016 年 6 月第 1 版　2016 年 6 月第 1 次印刷
书　　号／ISBN 978 - 7 - 5097 - 8980 - 3
定　　价／68.00 元

本书如有印装质量问题，请与读者服务中心（010 - 59367028）联系